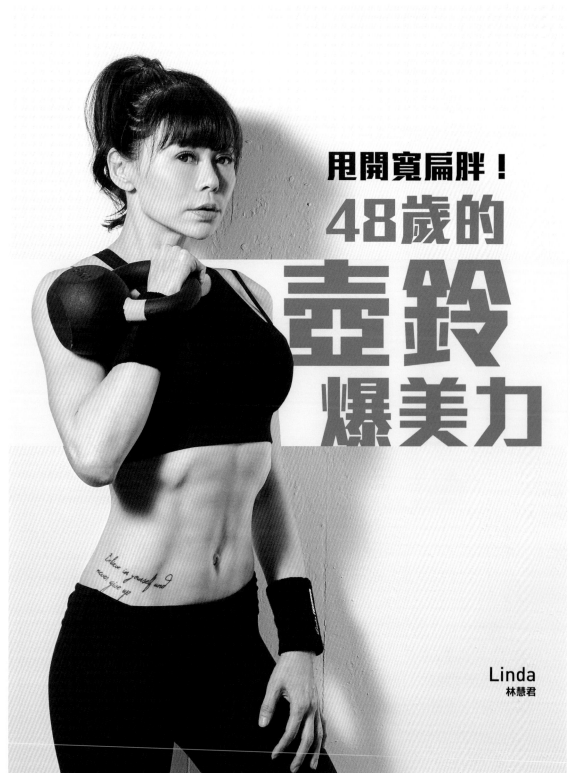

甩開寬扁胖！

48歲的
壺鈴
爆美力

Linda
林慧君

不斷超越自己，
細心且專業的教練

　　首先，我想表達對Linda和她的團隊的感謝之意，透過這一系列的壺鈴訓練、考核與認證活動的相處，讓我有機會能更清楚的認識她。推廣壺鈴運動使其能大眾化與普及化一直是我與ITI協會（Integrated Training Institute）多年來戮力推動的目標，這點與Linda極力欲將壺鈴知識和訓練技巧，透過更平易近人的方式來傳達給社會大眾是完全一致的；我相信藉由Linda與她所帶領的教練團隊的努力下，一定能將台灣的壺鈴運動風氣推向一個新的水平，讓更多人能享受這全身性運動所帶來的極大樂趣與好處。

　　Linda具有令人驚嘆的個人特質，以我這麼多年在世界各地開班授課與認證教練的經驗來看，其實我個人希望所有在這行業中，正在培訓學習的教練們都能以Linda為學習的榜樣。當Linda參加協會CKC-I（Clinic for Kettlebell Certification Level 1）培訓時，我對她那強烈的進程思考能力，和她渴望透過不斷學習來提昇成為最佳教練的積極性感到驚訝。

　　Linda在CKC-I通過了廣泛與深入的壺鈴培訓及認證考核之後，事隔半年又樂見她報名參加CKC-II的挑戰與認證考核。在Level 2的培訓課程中，Linda更進一步獲得了包括我在內的教練團多次親自指導與調整，要求她在Level 2嚴格的測試考核前達到最佳狀態。經過一連串全方位的考核與審議，我與教練團都同意Linda再次超越了我們對一個真正具有教學能力的專業壺鈴教練所應具備的各項條件；這其中包含壺鈴的細微技巧以及我非常重視的教練特質：口語表達

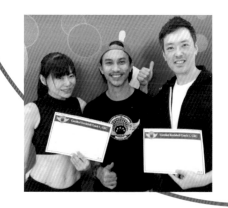

能力、觀察與有效的錯誤糾正、團體課程規劃和往往最容易被忽視的特質——「傳達正向能量」！

　　我可以很自豪的講，台灣有一位像Linda這樣能合乎國際標準的教練，同時願意透過開課來幫助學員們，像她改變自己般的要求與態度來訓練，我會毫不猶豫的把我正在訓練的運動員和新客戶都交給她，因為她不只是一個擁有理想與動力的教練而已，實是她謙遜、細心、專業、積極、正向思考，以及永遠不斷學習精進的特質難尋。

Mr. Jab
CEO
Integrated Training Institute

Linda是我的學生，
也是學習榜樣

　　Hello，大家好！我是Linda現任（前任是Linda的壺鈴啓蒙）也是第二任的壺鈴老師Jerry林珈慶，很開心我們的網紅美魔女——Linda老師，再度要出書了！而且是出版有關於「壺鈴」的書^_^，與有榮焉ing！

　　有幸認識Linda老師也快兩年……想當初，能與Linda接觸，其實是我自己毛遂自薦、努力爭取的！話說在2～3年前，網路裡的健身界，Linda美魔女的影片開始被討論、被攻擊，網民們都不吝在公開平台上留言指教，特別是Linda的壺鈴影片被靠北得最兇最狠，我當時也看了Linda的爭議影片，她當時所呈現出的壺鈴動作的確有問題，但要說離譜嗎……我個人認為這些所謂的問題，就是一般人在還沒搞懂壺鈴前，常犯的錯誤啊！只是因Linda老師是「高齡」的網紅，然後又是在身材不錯、話題性十足的狀況下拍攝壺鈴影片，所以才被特別放大檢視。

　　某次，在某個健身群組聊天時，健友們又開始分享Linda的壺鈴影片，並群起批評她的動作……我就回：「與其花時間批評她，為什麼不花時間好好教會她呢？」後來發現Linda原來有和我一位健身界朋友上教練課，我就厚著臉皮請朋友幫我引薦，在一個對的時間，我終於和Linda老師見面了。第一次聽到她爽朗有Power的笑聲，就能感受出她核心發功、丹田發力的不凡實力！而為了要得到Linda的信任，我也使出了渾身解數、畢生壺鈴絕學，讓Linda能體會出我的訓練用心與教學實力！想當然耳，Linda非常滿意我這次的教學指導，也開啓我與Linda日後的師徒情誼。

　　在這段與Linda一起互相學習、教學相長的日子裡，Linda從一開始最基本也最重要的動作：Swing時的震膝蓋、身體不穩一直晃、肩背肌群無鞏固、不明

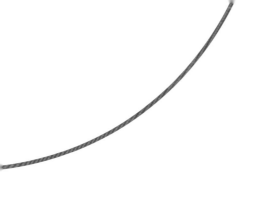

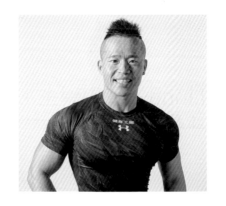

白髖爆發的真理，再到現在Swing16公斤隨手一抓的行雲流水，愜意十足的壺鈴下落時機點，與爆發力頂髖的力與美呈現，以及練習Clean & Jerk時，敲黑撞紫手腕、肩膀、胸口，再到現在幾近完美的將壺鈴的失速與瞬間加速的時間差掌握，Linda以年近半百、可以當阿嬤的年紀，拼勁高昂的完成了我安排給她一次又一次的壺鈴關卡！

　　我深深感受到，她是一位不認輸、對學習相當有熱忱，並且對待她自己的學員也非常熱情的熱血老師（跟我一樣）！雖然我指導她許多壺鈴教學上的技巧，但從她身上，其實我也暗中偷偷學到Linda老師是如何和她的學生們營造完美的師生情互動。我也能感受出Linda在每一次接受訓練時會有的謹慎與緊張氛圍，是因為她明白，她的一舉一動可以影響很多人，她必須要做到盡善盡美！

　　最後，還是感謝Linda老師願意接受我的教學指導！也預祝這本開心玩壺鈴的聖經能發行到全世界，感染所有想甩壺鈴，但卻求助無門的朋友們。請放心，Linda老師絕對是你們的LED明燈唷！最後的最後，再補充一件事，我永遠不會忘記，2年前Linda答應讓我教她壺鈴時，她非常認真的看著我問：「我很容易被靠北，如果你怕被靠北的話，不要教我，如果你不怕的話再教！」我回：「我對自己的專業有信心，也對您的認真不服輸有信心^_^」結果……事實證明了一切！

Jerry 林珈慶

健身工廠中壢廠私人教練（教學經驗11年），ITI 整合訓練學會CKC Level I 第一級壺鈴教官證照
IPTA國際健身教練學院教官證照、健身工廠MTUT健美培訓講師

妳今天甩甩甩了嗎？
壺鈴風潮重磅來襲！

沒有遇到Linda老師之前，從來不知，原來運動是令人如此開心的事。

運動後大量流汗排掉身體毒素。

運動後身體分泌的腦內啡產生愉悅，忘卻煩惱憂慮牽掛。

運動後體力耗盡讓睡眠品質提昇。

以上，眾所皆知。

最令人著迷的部分，卻在於運動是一段自我挑戰的過程。在到達身體的極限之際，憑藉意志力，向自己喊話，再一下，再堅持一下……最後，終將遇見更好的自己。在Linda老師身上，我看到了這份堅持。

當初在老師的鼓勵下，一起報考壺鈴Level 1及Level 2。考試前，老師和師丈特地自掏腰包租教室，利用自己的寶貴時間幫我們集訓，只是為了希望大家能一起考上。在老師與師丈的耐心教導與反覆訓練下，大家一起拿到了壺鈴Level 1的證照，但Level 2的課程卻是非常困難，6分鐘的 Snatch、10分鐘的Clean & Jerk，別說是我們，其實連老師都在Jerk這個動作上卡關很久。但Linda老師憑著一股驚人的意志力，反覆練習，再練習，終於得以順利得到Level 2的證照。

Linda老師是我見過最無私、最熱情、最具教學熱忱的教練。一路走來，因為運動，改變了她的人生，於是她透過自己的獨特有效的教學與訓練方式，幫

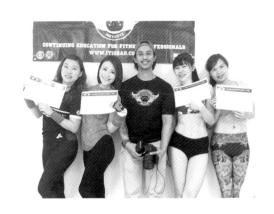

助所有來上課的學員們，從身型臃腫，一個個變成曲線玲瓏有緻的美少女，越活越年輕、越來越有自信，保證有效，而且絕對是真材實料，沒有修圖（所以老師有個馬甲線製造機的稱號）。重點是Linda老師實在是，太會教了！

　　當最厲害的Linda老師遇上最厲害的健身工具「壺鈴」，將會蹦出什麼樣的火花？這次，愛上壺鈴的老師，同樣透過生動活潑的教學方式，跟大家分享壺鈴的魅力與甩壺鈴的諸多好處。2018年，引領運動最新風潮，壺鈴重磅來襲！妳渴望夏天能穿上比基尼在沙灘上倘佯？妳渴望擺脫臃腫恢復輕盈？讓Linda老師透過這本壺鈴書，帶妳一窺壺鈴的奧妙。

　　今年起，最潮的問候語當是：「妳今天甩甩甩了嗎？」

知名演員

德馨

一顆壺鈴可以訓練全身，是史上最強的燃脂利器！
你，今天Swing了沒？

　　我是Linda老師，今年48歲，在前年7月出了第一本健身書《46歲的肌勵奇蹟》，是一本墊上核心肌耐力訓練的書。我常跟學員及粉絲分享，核心訓練是一切訓練之母，當你學不會肚子繃緊、臀部夾緊，大腦下的指令到不了你要訓練的肌群時，就去做負重訓練，其實是很容易受傷，而且訓練效果又不好。

　　大家應該會很好奇，為何我會出一本壺鈴書？這種需要購買工具才能訓練的書籍，銷售量會是一個風險，但因為坊間徒手訓練的書已經很多，而壺鈴書除了翻譯書外，並沒有國內教練出過。在我還在初學壺鈴時，到書局我找不到一本簡單入門的壺鈴書，所以我想把我從2016年5月開始授課教壺鈴的心得分享給大家，因為確實當我的課程中加入壺鈴後，學員的瘦身成果更棒了！過去練核心時，3～6個月可以降5%體脂，已算相當棒；但練了壺鈴後，6個月就瘦了10公斤，體脂降10%的學員變得好多。

　　壺鈴的優勢在於兼具有氧及無氧運動的效果，墊上核心訓練屬於無氧訓練，針對身材雕塑──尤其是肚子，有很好的效果，但卻欠缺心肺的有氧訓練。過去課程中，會另外搭配tabata間歇訓練，而一堂壺鈴課就能讓你又喘又流汗，又有很大的肌力訓練！根本太完美的運動！只是一般台灣人看到8kg的鑄鐵壺鈴，會覺得很重，感覺這顆石頭會拉傷下背、拉傷肩膀、拉傷手臂，會飛出去打到人，很危險！因此非常卻步。

其實，壺鈴訓練只要從最基本的動作開始訓練，比方：屈髖、頂髖、徒手深蹲、徒手硬舉……先習慣用壺鈴做簡單重量訓練，再加上平板式及側平板式等動作經常訓練核心，學會鎖住腹部、臀部、闊背肌，學會吸氣吐氣方式、等壺鈴落下在對的時機等技巧後，才能學Swing盪壺。當你學會Swing時，你一定會愛上這個動作，它就像回到童年時代盪鞦韆一樣開心！

　　這本書是壺鈴的入門書，我沒有要教很多壺鈴的花招，我們只用8公斤的輕壺鈴訓練，希望你在確認動作正確後並感覺太輕時，再來加計重量！我知道很多女生很排斥肌肥大，她們只是想瘦得很纖纖合度，感覺身上的肌肉量分配得很均勻，那你更應該學壺鈴！因為壺鈴動作多是多肌群訓練，一個Swing動到臀部、腿部、背部、核心、肩膀、手臂，練壺鈴是全身均勻地練，很難肌肥大，除非你拿更重的壺鈴訓練。

　　壺鈴最迷人的是可自己設計動作，比方說你可以跟朋友一起進行左右手共10分鐘的長時間訓練，用3個Swing、3個Clean & Rack、5個Press，右手痠時就換左手，10分鐘後，你會流汗並感覺全身都練到了！根本太棒的運動。

　　這本書籍我希望大家都能輕鬆理解並看得懂，我把書中動作說明儘量白話，較難理解的動作，旁邊會有 QR Code條碼，一掃就有動作檔可以看！但仍然建議沒學過壺鈴的人，停在入門篇自己多練習，中階以上的動作訓練，建議找專業的壺鈴教練學習過再自己練，比較不會受傷。你可能會說那我直接去上課就好，何必買書？跟你說，花一千多元買一顆8公斤的壺鈴，天天練持壺深蹲這個動作就好，就能幫你增加臀腿肌肉量，讓你到老都走得動！就已經太值得了！而且上完課，還可以把這本書當工具書反覆翻閱，QR Code影音檔打開來複習一下，是不是很方便呢！

　　最後，歡迎一起進入Linda的壺鈴世界！

Linda 林慧君

Contents

專業推薦 不斷超越自己，細心且專業的教練 **Jab教練** ⋯⋯⋯ 002

Linda是我的學生，也是學習榜樣 **Jerry教練** ⋯⋯⋯ 004

妳今天甩甩甩了嗎？壺鈴風潮重磅來襲！ **德馨** ⋯⋯⋯ 006

作者序 一顆壺鈴可以訓練全身，是史上最強的燃脂利器！
你，今天Swing了沒？ ⋯⋯⋯⋯⋯⋯⋯⋯⋯⋯⋯⋯⋯ 008

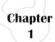

Chapter 1 Linda 老師的健身之路

在成為Linda老師之前 ⋯⋯⋯⋯⋯⋯⋯⋯⋯⋯⋯⋯⋯ 016

從超級業務員變身健身界媽媽救星 ⋯⋯⋯⋯⋯ 018

做自己，就是我的Linda Style ⋯⋯⋯⋯⋯⋯⋯⋯ 020

練壺鈴，是個意外 ⋯⋯⋯⋯⋯⋯⋯⋯⋯⋯⋯⋯⋯ 023

那些犯過的錯，都成為茁壯的養分 ⋯⋯⋯⋯⋯ 026

學員給我的，最直接的鼓勵 ⋯⋯⋯⋯⋯⋯⋯⋯ 029

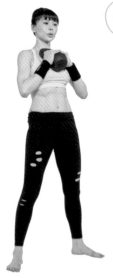

Chapter 2 神奇的壺鈴

認識壺鈴 ⋯⋯⋯⋯⋯⋯⋯⋯⋯⋯⋯⋯⋯⋯⋯⋯⋯ 034

老師，我有問題！壺鈴訓練大哉問～ ⋯⋯⋯⋯ 042

體重體脂以及身型的迷思 ⋯⋯⋯⋯⋯⋯⋯⋯⋯ 048

Linda老師的健身飲食分享 ⋯⋯⋯⋯⋯⋯⋯⋯⋯ 052

在開始練壺鈴前的Know how ⋯⋯⋯⋯⋯⋯⋯⋯ 055

運動前後的暖身與伸展：

● 運動前伸展：Lunge ⋯⋯⋯⋯⋯⋯⋯⋯⋯⋯ 058

● 運動後的放鬆：4拍放鬆伸展操、猿人走路 ⋯⋯ 060

同場加映 滾筒按摩與放鬆 ⋯⋯⋯⋯⋯⋯⋯⋯ 064

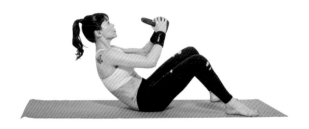

Chapter 3

入門壺鈴訓練

頂髖啟動 ⋯⋯⋯⋯⋯⋯⋯⋯⋯⋯⋯⋯ 070

起壺姿勢（一）：雙手Swing ⋯⋯⋯⋯ 072

起壺姿勢（二）：單手Swing ⋯⋯⋯⋯ 074

屈髖、頂髖訓練 ⋯⋯⋯⋯⋯⋯⋯⋯⋯ 076

持壺硬舉 ⋯⋯⋯⋯⋯⋯⋯⋯⋯⋯⋯⋯ 078

持壺深蹲 ⋯⋯⋯⋯⋯⋯⋯⋯⋯⋯⋯⋯ 080

硬舉深蹲大不同 ⋯⋯⋯⋯⋯⋯⋯⋯⋯ 083

平板式 ⋯⋯⋯⋯⋯⋯⋯⋯⋯⋯⋯⋯⋯ 084

側棒式 ⋯⋯⋯⋯⋯⋯⋯⋯⋯⋯⋯⋯⋯ 086

進階側棒式 ⋯⋯⋯⋯⋯⋯⋯⋯⋯⋯⋯ 088

平板變化式 ⋯⋯⋯⋯⋯⋯⋯⋯⋯⋯⋯ 090

吐氣方式：吐珍珠 ⋯⋯⋯⋯⋯⋯⋯⋯ 092

等壺鈴 ⋯⋯⋯⋯⋯⋯⋯⋯⋯⋯⋯⋯⋯ 093

沒教練也OK，在家也要練有氧！

4分鐘TABATA間歇運動 ⋯⋯⋯⋯⋯⋯ 097

4分鐘波比跳 ⋯⋯⋯⋯⋯⋯⋯⋯⋯⋯ 101

Contents

Chapter 4　中階壺鈴訓練

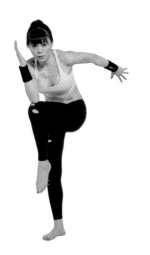

側三角肌訓練	106
壺鈴單臂划船	108
壺鈴二頭彎舉	110
壺鈴屈體划船	112
Rack Lunge	115
壺鈴小甩	118
雙手Swing	120
單手Swing	124
換壺	126
持壺捲腹	130

Chapter 5　高階壺鈴訓練

Clean & Rack	134
肩推 Press	138
架式深蹲加肩推	140
Side Swing	142
俄羅斯轉體	146

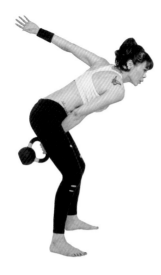

法式推舉 148

壺鈴平舉 150

Face Pull 152

抓舉 Snatch 154

風車 Windmill 158

土耳其人起身 160

Chapter 6　學員們的親身見證

不要害怕自己會胖一輩子，運動給妳全新的自我 166

一天3分鐘，牛仔褲從L號穿到S號 169

告別產後下半身肥胖，重啟快樂人生！ 172

壺鈴改善了我的氣喘症狀 175

我正朝向凍齡的目標往前走！ 178

將10年的陳年脂肪，退還給歲月！ 181

未來，也許我會直走下坡，
但我相信運動所應證的改善 184

從XL變成S號，衣服重買也甘願 188

開心吃，開心練，開心瘦 191

你也能成為自己心目中的女神！ 193

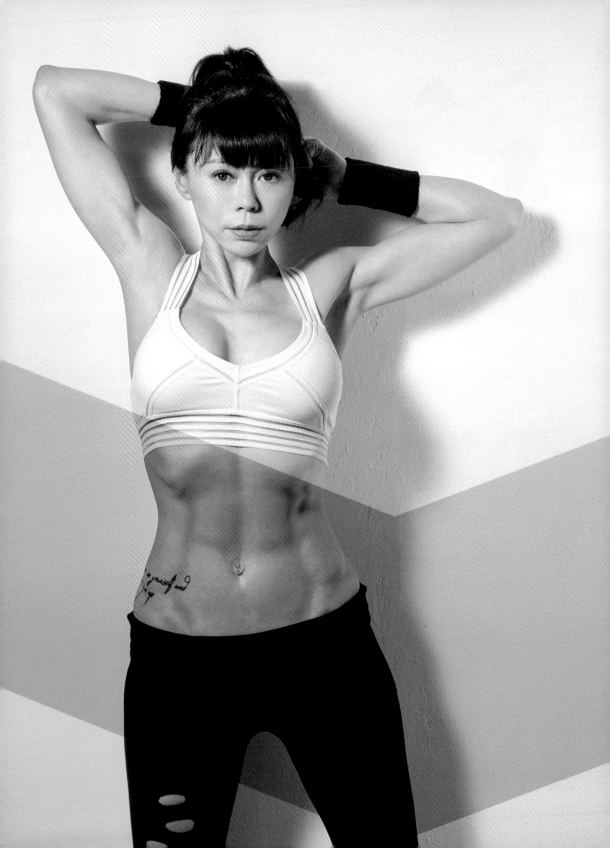

Linda老師的
健身之路

學 員 的 成 果 就 是
我 最 大 的 動 力

在成為
Linda老師
之前

認識我的人都知道，我不是一開始就是走健身，1993年，我從東吳國貿系畢業，進入社會的第一份工作是國貿秘書，由於英文不夠優異，這份工作做得非常吃力，只做了兩個月就決定離開了⋯⋯還好，當時富邦人壽在找團體保險業務員，薪水也比做祕書多7000元，去面試時，我跟考官說：「你一定要用我，因為前面那份工作我離職了。」做了四年半的團險業務員，學到最多的是——敢在一群人面前演講，這對生性害羞的我來說，是一大突破。

讓人生變黑白的雷曼風暴

1998年，適逢金融業景氣大好，要好的前同事要我快丟履歷進建弘投信（台灣四家老投信之一），但老實說，我對金融這一塊什麼都不懂。面試時，我只跟主考官介紹自己從高一開始的打工經驗，以及家裡賣菜，從七歲開始的每個週末清晨四點就要到市場幫忙，他們一聽完就決定錄取我，因為對他們來說「肯吃苦、想賺錢」會是我的最大自我工作動力。

同年2月進入建弘投信後，我憑著自小養成的拼勁，很快地，在隔年就成為公司一姐（超級業務員），每年年薪都在250～350萬之間，那時的我還以為這輩子就待在金融業了⋯⋯沒想到，2007、2008年發生的金融海嘯「雷曼事件」，把我整個打趴在地，原本信賴我的客戶一個個對我怒目相視、大聲咆

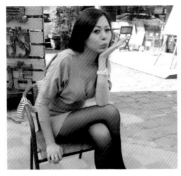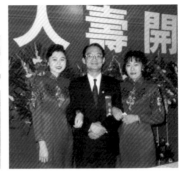

我在金融業時期鍛鍊出不怕人群的膽量。

哼，我的生活從彩色瞬間變成黑白。

　　我天天頭暈，人明明站著，但卻感覺腳踩不到地，就好像在坐船，站不穩一直晃；坐在椅子上時，總感覺有人在後面推；開車時，感覺車子已經往前開，人還留在原地……這些種種症狀，讓我嚇到心臟快停了，每晚失眠，到凌晨四點眼睛還是亮的，想著隔天八點半得出現在公司開會，強迫自己一定要睡著，卻依然睡不著，精神壓力超大；連白天在公司跟同事說話，也眼神恍惚、無法對焦。

　　於是，2010年6月，我被留職停薪了，一直到2012年2月才復職。這中間的20個月，我看過60位醫生，甚至連江湖郎中都試過，卻始終沒好轉，最後決定去精神科看診，醫生才說是憂鬱症兼焦慮症，給我一顆抗憂鬱藥及一顆抗焦慮的藥，吃了藥之後，我感覺到身體開始好轉，逐漸願意出門，復職後，便透過朋友介紹，因緣際會接觸健身。

從超級業務員
變身
健身界媽媽救星

剛開始接觸健身時，頭暈還沒好，只能做捲腹訓練，不能做有氧運動，因為一下耗氧量太大，頭會很暈。第一堂課學會捲腹後，肚子痠了三天，這真的嚇到我，但好強的我，第四天不痠了馬上又開始捲。由於當時生活沒有重心，我便把「練出腹肌」這件事當成一個目標，每天都在折肚子，每天都透過大球捲腹30分鐘訓練肚子。

誰說半路出家，不能是PRO？

訓練了一年後，體脂從27.4%降到19%，六塊肌也練出來了！於是，我在2013年9月離開金融業，正式進入健身業。這個時候的我已經43歲，我放掉業務總監的頭銜、脫掉高跟鞋、換上球鞋，成為Linda老師，在Facebook上招生。一開始只有開授四個班級，共40人；正式開業第一年，我透過大球、小球及徒手訓練來教學生，課程都著重在捲腹訓練上，因為來找我上課的都是肚子大大、小腹難瘦的媽媽們，經過一期3個月的課程，我的學生各個都是腹肌馬甲線了得，但是四肢卻都還是瘦瘦的，因為我們當時只練捲腹。

成功的學生案例慢慢打開了我的知名度，學生們口耳相傳，相揪媽媽友人一同來上我的美腹課程，我開始越教越有成就感；但隨著知名度提高，不只是好的回饋，就連不好聽的指教也跟著接連而來……只接觸核心肌群訓練、沒有練

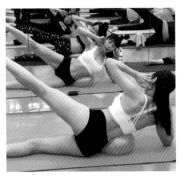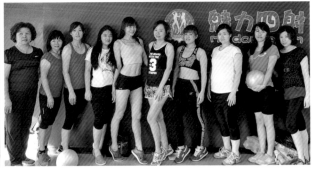

來找我的學生大部分是媽媽，幫助他們成功「腰瘦」，很有成就感。

重訓的我，身材被批評得很嚴重，諸如「不夠壯，臀部太扁，肌肉量不夠，身材根本不像教練、只像model……」等等，各種言論抨擊都有，我聽了心裡非常難過，因為當時的我不認為也無法認同，為什麼女生的肩膀手臂一定要練壯才叫做健身？對女生來說，只要練出腹肌就很正了啊！

就算瘦、就算痛，也要持續進化

但是，隨著訓練到Push up（伏地挺身）的階段時，我開始覺得吃力了，因為如果肩膀手臂沒肌肉，單靠核心出力根本不夠，就在這時候，我因緣際會認識了Anderson教練，開始了我的重訓人生，並一口氣找了三位私人教練上課。還記得跟Anderson教練學啞鈴並透過器材練肩膀、手臂，第一次上完一小時的重訓，簡直快累死了！回到家立馬倒頭昏睡，隔天當然痠痛得不得了，還持續痠痛五天……那感覺我真的忘不了，真的不是普通的痠啊！

練了半年，肩膀、手臂都比較有線條後，再接著回去做側棒式和平板變化式，或Push up都輕鬆好多！於是，我在課程中加入兩公斤啞鈴，試圖透過輕重量的啞鈴來訓練學員的前中後三角肌及肱二、肱三頭肌；慢慢的，我的學員們的身型，除了有人人稱羨的腹肌，也有了更健美的肩膀和手臂！在今年，我們又把上課用的啞鈴升級成左右手各拿三公斤啞鈴訓練，效果更佳。

做自己，
就是
我的Linda Style

我臉書粉絲團上，照片尺度很大，穿泳裝、穿內衣、丁字褲。曾有一陣子，老公很不體諒我，覺得我這樣讓他沒面子。因為做自己，我讓老公為難；為了做自己，我跟老公多次爭吵到要離婚，我跟他說：「老外健身教練穿更少！」他回我：「這裡是台灣。」

照片尺度與教學態度成正比

穿著性感不是為了秀身材或者什麼，只是希望在茫茫FB的貼文中，能更容易被那些需要幫助的女生看見、關注——這招確實奏效，很多女學員都跟我說：「老師，你每天的性感照是我們的動力！你的照片不斷提醒我，女人無論到幾歲都可以那麼美！」因為這些照片，讓她們想報名課程追隨我，想要每天運動、增加身上的肌肉線條，讓自己更有體力去面對家庭中所有的勞力付出、家事、相夫教子的事。

照片尺度大，不代表不專業、教學不認真，我自認是一個超級認真的老師，總是把一小時的課上到一個半小時，希望把自己所有知道的好方法和技巧教給大家！尤其是壺鈴課，總是把學員們操爆了！租借教室的老師形容：「學生是逃出教室的。」增肌訓練充滿痠痛是無可避免，但是團班的優勢是——有人陪你一起被操，大家做，你也不好意思輕易放棄或停下來。

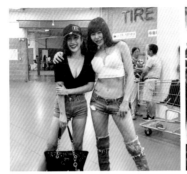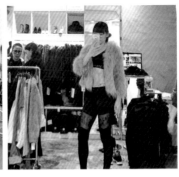

家人曾一度不諒解我放性感照，但學員告訴我這是她們努力瘦身的動力。

誰說中年婦女不能自信迷人？

我的粉絲青一色都是媽媽小姐們，因為我給她們一個希望——女人到了48歲一樣可以練出肌肉，一樣可以非常迷人自信、健康漂亮。教學三年多，看過各種女人，每個女人背後都有一個故事，有人生完小孩就一路胖，胖到連自己都不喜歡自己，只要看到鏡子都會快速閃過。

有一陣子，因為我的facebook好友人數達上限，我在版上說：要刪除大頭貼放卡通人物，不放自己照片的臉書帳戶來當作篩選（怕是假帳號），結果，有個女生私訊給我說：「老師，我不是不用自己的照片……而是真的太醜太胖了……老師，不要刪我！我在家帶小孩，沒辦法報名上課。老師的影片我照著做，真的有瘦！」我看了好心疼。

女生一定要愛自己，別人才會愛你；把自己打理好、身材維持好、臉蛋保養好，不要把錢都留給老公小孩花，老公再拿錢包養小三，如果你胖到連你自己都看不下去，老公當然會變心。一個月花一點錢投資在運動上，真的很值得。

堅持在哪，成就就在哪

有學員第一堂課就跟我說：「老師，我老公外遇。原來我老公喜歡瘦皮猴……他明明跟我說：『女生不要太瘦，要有點肉，抱起來才舒服』的……」

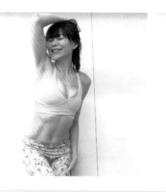
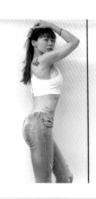

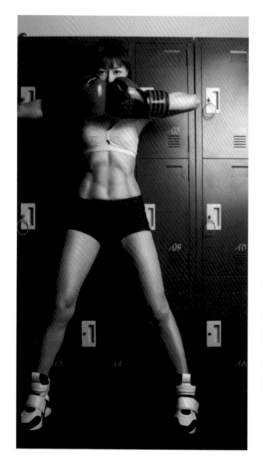

學員說，一定要讓她老公後悔！結果她一年內瘦了10kg、體脂降了10%，老公買了一輛CRV給她。下定目標要變瘦，「決心」很重要，「堅持」更重要。

　　所以我常跟學員們說：「堅持在哪，成就在哪。」我愛核心訓練，我就天天捲腹；我愛壺鈴，我就天天甩！特別感謝我的閨密，劉貝拉小姐，她無論在世界各地，都會關注我、給我意見，當我受不了輿論壓力，準備像一般教練穿回運動服PO文時，她告訴我：「Linda，妳不是一般教練，妳是美魔女！所以妳必須要有強烈的個人風格，做自己才會紅！」

練壺鈴，
是個意外

2016年初，我其實是要去學CrossFit（混合健身），結果教練剛巧要舉辦壺鈴研習，就問我和May（我的好同事）要不要一起報名？教練說考壺鈴很簡單，聽起來好像很不錯！我們便說好，就一起去報名研習。先由教練教我們，上了一個多月就去考試，第一次學科術科都沒過，第二次學科過了、術科沒過。我PO在Facebook的壺鈴動作被罵得很慘，很多同業說我不專業，但當時我不清楚錯在哪裡，心情很沮喪，不懂為什麼明明是做同樣的動作，別人可以過關、自己卻不行；不過現在回頭看，當時的動作確實有問題，頂髖時髖爆發不夠，膝蓋震得有點嚴重，還用手拉壺鈴，有一點靠蠻力在甩壺鈴。

「與其批評你，不如教會你」

再一次被健身業「關心及注意」，面對這樣的風波，心情依然有點難釋懷……但可能是老天爺眷顧我吧，認為我不應該輕易放棄──就在我腦袋裡冒出：「大不了不學壺鈴了」的時候，Jerry教練出現了！他看到網路上的批評留言，就透過我的重訓教練Anderson和我聯繫，深深記得他跟我說過的一句話：

「與其砲轟Linda，不如教會Linda。」──就是這句話說服了我，於是我開

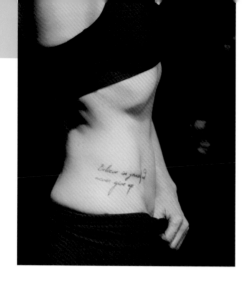

始去中壢上課，找Jerry教練重新學習壺鈴。

　　我們從最基本的屈髖、頂髖重新學習起，每週一天上一小時的課，光是來回交通就要花掉三小時，白天自己上完壺鈴課，晚上再趕回台北教課。

幫助我最大的兩位教練

　　因為我個性急，總是等不及壺鈴掉下來的時間屈髖，就急著頂髖推出去，所以Swing（盪壺）一直學得不完美。

　　加上工作實在太忙，又學不會等壺鈴到胯下就急著屈髖的timing，讓我好幾度想放棄壺鈴。我跟Jerry教練說：「我可能真的學不會壺鈴吧…反正我教墊上核

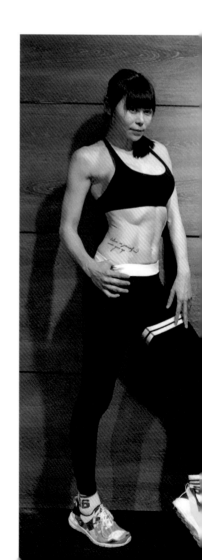

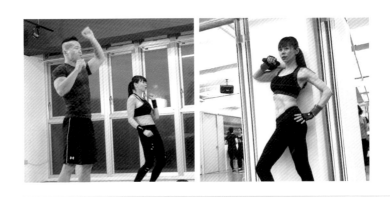

練壺鈴的路上還好有遇到貴人教練，也才能貫徹我不輕言放棄的理念。

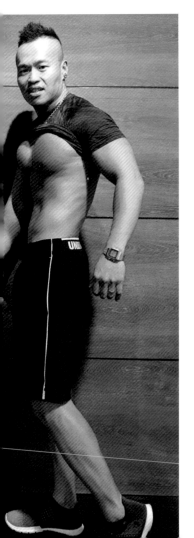

心訓練就好。」Jerry教練回我：「你是Linda耶！你一定可以做到。而且你怎麼可以放棄！別人在等著看你學不會放棄，大家好看你笑話。」

當時剛好是在我出第一本書（2016年7月）時，行程超滿，而我的肩胛及闊背肌鎖得不好，Jerry教練要我去找我現在的重訓教練Summer彭昱凱，學屈體划船式穩定肩胛。

Summer用20kg的槓鈴幫我練屈體划船式，練闊背肌及穩定肩胛，一整堂課下來都在練相同的動作；不蓋你，接下來的5天，我的肩胛骨痛到晚上睡不著。經過幾週訓練，包括背的啟動動作、肩關節的熱身、屈體划船式、硬舉等，讓我更能體會肩帶內收下壓、闊背繃緊的感覺，這是訓練時體線定位的第一步！

那些犯過的錯，
都成為
茁壯的養分

我的壺鈴才學不到兩年，我知道跟一些前輩比起來功力還太淺，而且在其他的壺鈴協會，女生考試都使用12kg的壺鈴，真的很不簡單！如果沒有遇到Jerry教練、沒有認識ITI CKC（整合訓練學會-國際臨床壺鈴教練證照），我應該沒有勇氣去考壺鈴證照，因為想到自己剛接觸壺鈴時動作不標準，光是下背就痠痛了一個月就很害怕。

邁向考證照之路

我在學習過程中所犯過的錯，包含圓肩拱背、膝蓋震動、Squat Swing、沒有等壺鈴、闊背肌沒有繃緊……等，所有的錯誤我都犯過，所以當學員發生相同問題時，我可以馬上修正，加上感謝媽媽生給我一個好的表達能力，我可以用短短5分鐘告訴你深蹲和硬舉的不同，用最簡單、最淺顯易懂的方式教會你，因為我也曾經犯過相同的錯誤。

跟Jerry教練學了一年多，在2017年四月，我和天團的教練們一起報名ITI CKC Level 1，然後全數過關！在Level 1研習的這兩天，我們紮實地學會Swing、Clean & Rack、Press，協會並沒有教我們很多動作，但卻讓我們更懂得壺鈴的軌跡，當學員出現錯誤的Swing時，當教練的要如何修正。學習壺鈴之路我並不孤單，我有心愛的老公陪伴，我有美腹天團的教練們，還有廖家

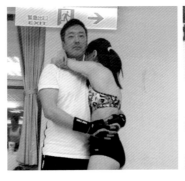
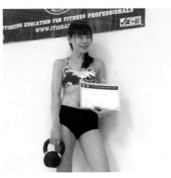

終於考過了壺鈴，謝謝一路陪伴我的老公。

儀、德馨一起學習、一起考試過關，感謝有他們。

在2017年4月底拿到證照後，我開始在課程中加入壺鈴，5月開始每週日下午花1.5小時，教大家從最簡單的屈髖頂髖開始，一一調整大家的硬舉角度，由於日常生活當中，我們比較不會動到股二頭肌（大腿後側）比較會動到股四頭肌（大腿前側），所以第一堂的屈髖頂髖及硬舉，真的會讓學員腿後痠5～7天，連坐椅子都有困難，因此我也教大家使用滾筒放鬆，多練習幾次之後，肌肉自然就會習慣。

壺鈴，不管男女老少都應該學

我不得不說，硬舉這動作真的會讓臀部變得越來越翹，腿後越來越緊，自從練了壺鈴之後，最大的改變是我的臀部，因為天生扁屁股，在練了壺鈴之後，臀部真的翹又緊多了。

而Swing（盪壺）就是「反坐式生活」的動作。比起過去農業社會，現代人因為工作形態的關係，坐著的時間比站著多，當我們越來越「坐式生活」時，臀部和腿部肌肉量大幅度流失！大腿前側等同於人類的第二顆心臟，如果大腿沒有肌肉，走路就會越來越沒力。而臀部，是拿來踩煞車用的，下坡時每一步都會膝蓋過腳尖，都靠臀部把它拉回來！所以，很多台灣老人家到60歲就需要

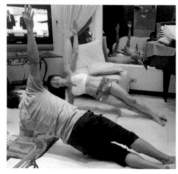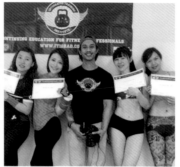

換人工膝蓋，實在是因為沒有訓練深蹲或硬舉，導致腿部沒力而引起。

　　Swing能讓你平衡坐式生活，讓臀部及腿部越訓練越發達，肌肉量越高——這就是為什麼我會在教核心訓練後，加入壺鈴課程。因為壺鈴真的很適合天生骨架大，怎麼樣都瘦不下來的男生女生，而且骨架大反而能成為他們甩壺鈴的優勢！Swing時，如果是太瘦的女生很容易在頂髖時被壺鈴帶往前而失去重心，但骨架大的男生或女生下盤很穩，Swing反而很輕鬆，加上很多女生很不愛做有氧運動，所以走兩步路就喘到不行，Swing是兼具有氧（可燃燒熱量），無氧（增加肌肉量）的運動，實在非常難得。

學員給我的，
最直接的鼓勵

在課程加入壺鈴之後，學員的成績更亮眼了，兩期6個月的課程，過去核心課程可以瘦5%，算是非常優秀；有了壺鈴課之後，很多學生兩期就瘦了10kg，體脂降10%，壺鈴甩著甩著就瘦了！因為壺鈴一分鐘可燃燒20.2大卡的熱量，一堂課就可以燃燒600～700大卡以上的熱量，一顆壺鈴，就能有氧兼無氧，根本瘦更快。

課程自從加入壺鈴課後，增加很多趣味性，學生的出席率更高。一堂壺鈴課1.5小時，學生隔天體脂降2%，陳年腹部肥油及陳年腰內肉消除，很多人的肩膀沾黏、五十肩，腰酸背痛獲得改善，效果令人驚訝。不僅身材越來越好，身體也越來越健康，體力變得更好了！

常有粉絲問我，要如何打造易瘦體質，其實就是持續訓練，而且要有強度的訓練以及忌口，增肌減脂是王道，體重不重要，體脂和肌肉量才是重點！當你練很重練很久，運動完會需要熱量，可以不用特別忌口；而一般人每天訓練量不到半小時，一定要忌口，吃對的東西才會瘦。所以，如果你忌不了口，就練重。

成為你們的正能量，是最幸福的事

我覺得教練的工作很神聖，因為教練的身材就是學員未來身材的藍圖，教

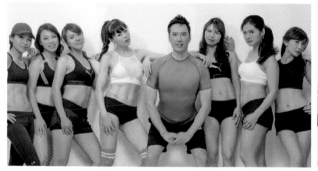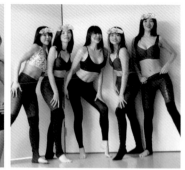

練如何把自己的身材練出來，他就會如何教會你！常有學員看到我在臉書上的分享，跟我說：「Linda老師，我也想練得和你一樣！」因此，教練更必須持續進修，學員也才能有持續學習的指標！如果教練只會光說得一口專業，自己卻都不練、不身體力行，要如何說服學員跟他學習呢？所以保持身材不只是為了自己，更是為了相信我的學生們，並且努力讓他們相信，他們也辦得到！

　　過去的一場大病，那時我告訴自己，如果有一天我好轉了、康復了，我一定要做對社會、對人們有幫助的工作！現在的這份教練工作，讓台灣女生健

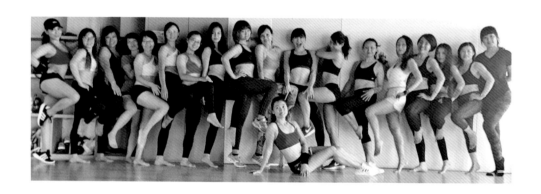

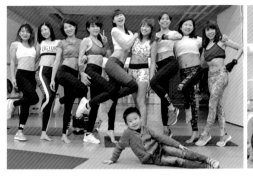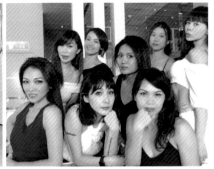

看見學員們變瘦變美，是我最開心的事情。

康變瘦，每天都有學員跟我說：「謝謝你，Linda老師，我的身體變得更健康、體力更好、身材更好，也更有自信、更愛自己了！」我也因此被學員封為正能量女神。

只要不辜負自己，被批評也沒關係

我是Linda老師，我常常被人指教（靠北），當我被別人說動作不標準時，如果有道理我一定改；但如果是為了批評而批評，我不會去理會。過去的我曾經介意過，因為我真的不是他們說的那樣子；現在的我選擇忽略，因為我相信學員的眼睛是雪亮的！我在臉書上如此多產的分享影片，是希望不能出來上課的媽媽們，也可以在家利用閒暇時間看影片練習，如果我真的怕被罵，我就不會PO了，對吧！

我要感謝一路支持我的你們，無論我PO什麼，你們都支持我、都喜歡我，讓我有舞台可以發揮，讓這位48歲的媽媽的生活如此精彩，我能回報大家的就是更努力學習新的東西，將課程進化到更有效果！愛你們。

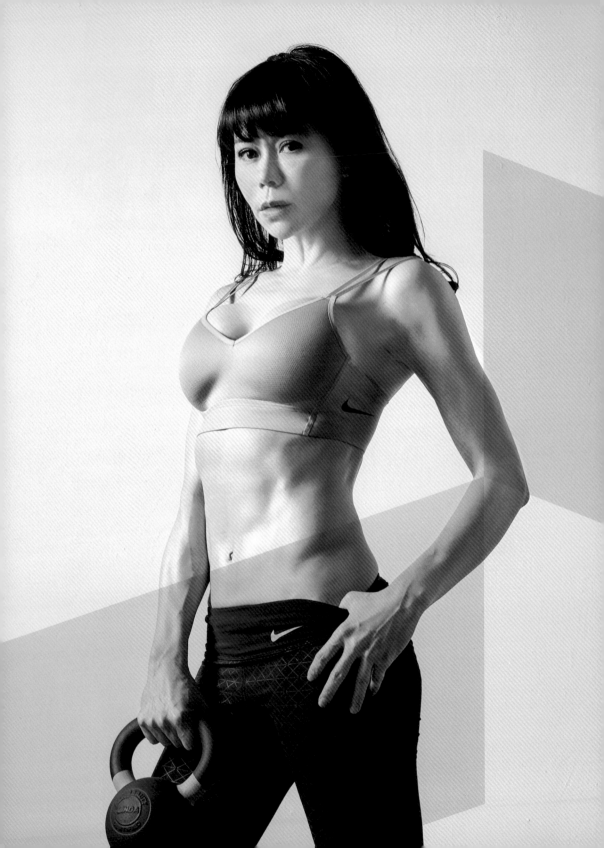

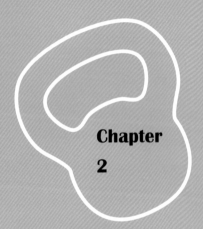

**Chapter
2**

神奇的
壺鈴

把 家 裡 變 成 健 身 房

認識壺鈴

壺鈴是台灣近幾年新興的運動，在國外早已行之有年；壺鈴運動的好處多多，這個篇章就帶讓你認識「壺鈴」究竟是什麼好物！

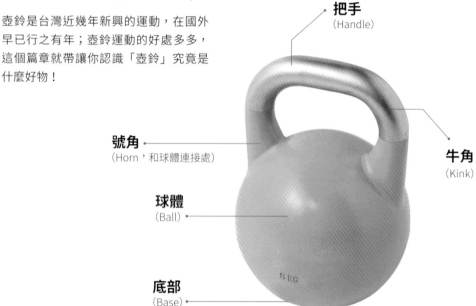

把手
(Handle)

牛角
(Kink)

號角
(Horn，和球體連接處)

球體
(Ball)

底部
(Base)

壺鈴的由來

　　壺鈴的英文為Kettlebell，來源可以追溯到幾百年前的歐洲，大約在今日的德國與俄羅斯等地方。有一說法是，「壺鈴」是農夫們為了在市集上交易農作時能做重量的量測，衍生出來帶把手的鐵塊砝碼；農夫們在交易之餘，時常利用閒暇把弄，順便鍛鍊肌肉，進而發展出壺鈴這樣的健身項目與表演。

　　自19世紀起，蘇聯率先推動壺鈴運動，使其成為全國性的運動與專業人士的訓練項目。直到近20～30年，才漸漸由歐美健身房廣泛使用而大受歡迎，並衍生出許多訓練體系與國際競賽活動等發展。其所具有的經濟性，高成效性與隨處皆可練習的特性，更是讓多國軍警單位、專業運動員、明星與追求健美人士所認可，並廣為應用。

壺鈴受歡迎的 **6** 大原因

壺鈴目前已被推廣為一項能夠雕塑體態，增加肌力、肌耐力、爆發力、平衡感及心肺功能的訓練。究竟為什麼壺鈴會如此受到大眾的青睞？簡單列出下列6點，來看看壺鈴到底有多棒、多有效！

1

提高身體協調性：壺鈴是從頭到腳的全身性訓練，能讓身體的協調性變好。

2

雕塑全身曲線：單單一顆壺鈴就可以訓練到非常多的肌群，就連難瘦的大腿、臀、腰腹部肌肉都能訓練到，CP 值極高。

3

有氧＋無氧，一次達成：壺鈴的訓練動作是同時兼具有氧及無氧的運動。

4

不會練成大塊肌：因為是全身性訓練，能在不增加大量肌肉量的情況下增加肌耐力，不會練成健美先生或金剛芭比。

5

減重效果佳：美國運動協會 ACE 指出：壺鈴訓練每分鐘可燃燒 20.2 大卡，30分鐘可燃燒 606 大卡熱量，能有效燃燒熱量，減重效果超好！

6

運動到平時少用的肌群：現代人常常不是坐就是躺，很少運用到髖部肌肉，導致老化加速；壺鈴能強健髖部、大腿肌群，年紀大依然腳骨勇健。

壺鈴的種類

壺鈴共分有三種不同的形式：競技壺鈴、經典壺鈴（訓練型壺鈴）和可調式壺鈴。

競技壺鈴的體積比較大，如名稱所示，就是專業競技比賽用的壺鈴，它以顏色來區分重量，粉紅色的為8公斤，藍色為12公斤，黃色為16公斤，雖然重量不同，但是整個壺鈴的尺寸大小是相同的，因此重心穩定、操作性和舒適感也不在話下。

經典壺鈴就是一般入門者所使用，健身通常也是使用這款。經典型壺鈴一

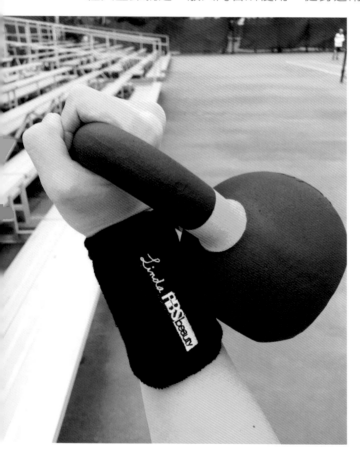

樣是以顏色來區分重量，但尺寸會隨著重量而不同；雖然操作性和舒適度沒有競技型壺鈴來得好，但價格相對比較實惠，另外就是在做Swing盪壺時（尤其是雙手Swing），因為尺寸較小，經過胯下時比較好操作，適合像我們這些業餘的健身訓練者使用。

可調式壺鈴就是壺如其名，簡言之就是一顆壺鈴能調整成不同的重量，可節省空間。

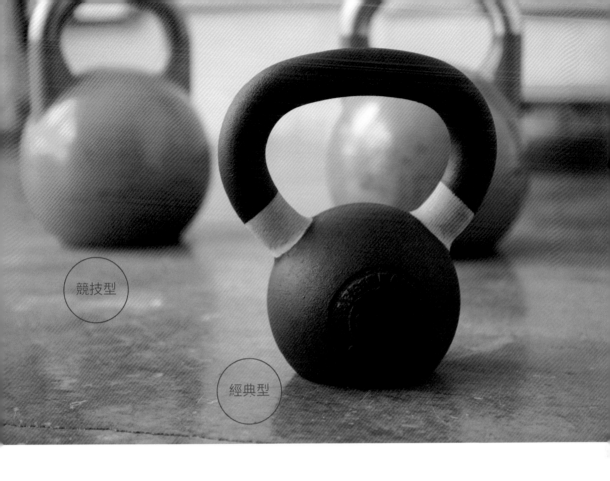

競技型

經典型

壺鈴種類比較

	競技型壺鈴	經典型壺鈴
尺寸	無論重量皆相同	隨重量不同而不同
重量	以顏色區分，重量以 4 的倍數去製作，8 ～ 48 公斤皆有	以顏色和尺寸區分，最常見的為 8、12、16 公斤
操作性	舒適，穩定度高	舒適度普通
價格	昂貴	實惠
方便性	尺寸較大較不好攜帶	尺寸小較好攜帶

壺鈴的挑選

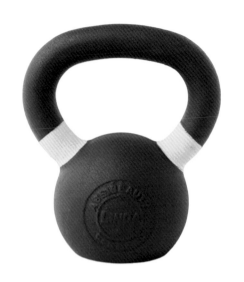

　　壺鈴挑選看個人使用頻率和習慣，以我來說，我會比較喜歡經典壺鈴，因為尺寸較小，無論是體積還是握把的部分都適合女生，握感比較好、安全感比較足夠。但以下還是提供一些挑選方向，供大家參考。

從握把來挑：

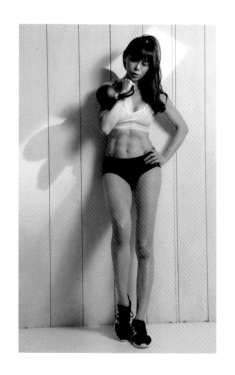

　　基本上，東方人的手掌沒有西方人那麼大，所以挑選時還是以自己握起來最舒適為主，假設握感不佳，在做動作時握力不夠也會影響訓練、甚至造成危險。

　　再來是握把不宜過粗，女生手較小拿起來會太吃力；握把也不宜過寬，否則做Swing時進到胯下，容易打到大腿內側。

　　最後，握把的材質則不能太粗糙，如果顆粒感太重，在進入進階動作（如Clean、Snatch等）時，握把會在手掌中跑位、旋轉，容易磨破手；但也不能太過於光滑，否則訓練時如果有汗水，會影響握力。

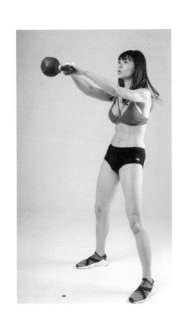

從重量來挑：

　　要如何選擇適合自己重量的壺鈴？如果進行盪壺Swing時，壺鈴壺底一直朝上翻，或做Swing時，臀部沒有感受到痠痛及繃緊感時，就代表壺鈴重量太輕了，可藉由調整姿勢，或使用更重的壺鈴來改善。一般初學者來說建議女性使用8kg、男生使用12kg。

　　有些人擔心8kg的壺鈴太輕、訓練起來會沒有效果，但其實不需擔心，因為東方人的骨架小，因此8kg對東方女性來說其實是足夠的，且效果比你想像中好很多哦！

從壺鈴壺身來挑：

　　壺身圓型，避免買凹凸不平造型的壺鈴。對大多初學者及女性來說，經典壺鈴壺身較小顆，做Swing進到胯下比較輕鬆；競技壺鈴壺身較大，進到胯下較易磨擦，所以對我來說，以經典壺鈴來訓練是我比較推薦的。

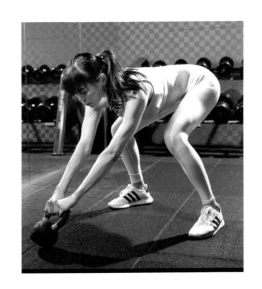

練壺鈴時，
你應該準備什麼東西？

開始接觸壺鈴時，你需要一些基本配備！讓你運動起來更方便、順利及舒適，以下是我建議的幾樣配備，提供大家參考。

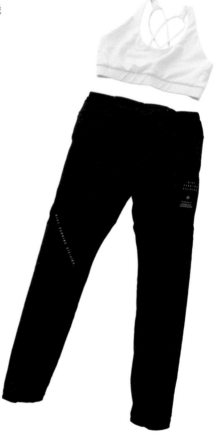

合身的運動服

　　因為壺鈴運動會有盪壺等動作，因此不可穿太寬鬆的服裝。鞋子的部分則可採取赤足訓練，抓地力較佳，不一定要穿鞋。

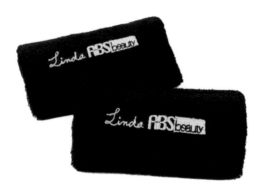

壺鈴防撞護腕

　　Clean & Rack、Snatch等動作較易撞擊手腕處，應選擇有強化塑形片的護腕，保護手腕不被撞擊產生瘀青。

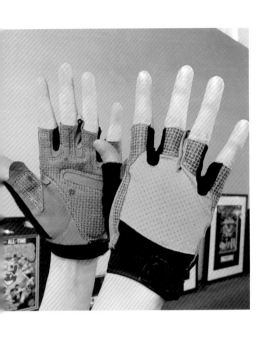

手套

　　手掌有厚度的手套，比較類似騎腳踏車手套。由於初學者手抓握壺鈴較緊，容易磨擦皮膚、起水泡，造成手痛；如果是長時間的訓練，還是建議戴手套練習！

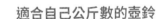

適合自己公斤數的壺鈴

　　建議女生初學者8kg，男生初學者 12kg。

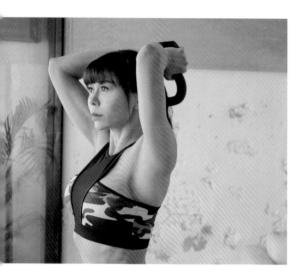

老師，
我有問題！
壺鈴訓練大哉問～

看完壺鈴的介紹後，是否還存有許多疑問呢？沒問題，這裡統整了 16 個想練壺鈴的人最常有的疑問！現在，就讓 Linda 老師來替你解答。

 1 壺鈴是否有
身體上、年齡上的限制？

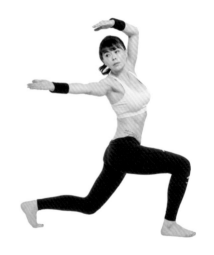

A： 基本上，只要身體健康，是沒有年齡上的問題的；但壺鈴運動的確有身體上的限制，首先，做壺鈴練習之前，需透過 Toe Touch Test ──身體往前引用手指碰腳趾頭，來確定有沒有脊椎側彎嚴重問題。有脊椎側彎嚴重者，不適合做盪壺的動作，可先做深蹲、硬舉等簡單基礎動作。

此外，在練壺鈴之前建議還要做簡單的身體評估，排除頸部問題、胸椎旋轉度問題；心臟病患也不適合盪壺，因為盪壺時心跳會高達 130 下以上，會讓人很喘，假使忽然停下來休息，心跳突然壓低，心臟病患會受不了喔。如果還有任何疑慮，建議詢問一下醫生。

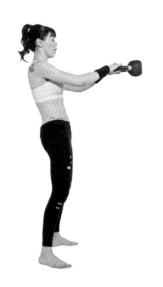

Q2 沒有肌耐力基礎的人可以練習壺鈴嗎？

A：可先從最簡單的屈髖、頂髖、深蹲、硬舉開始訓練，或當負重訓練來做。尤其是持壺深蹲，可增加下肢（包含臀部、腿部）的肌肉量及肌耐力，是非常好的運動。

Q3 壺鈴訓練很危險？會不會容易受傷？

A：大家聽到小小一顆壺鈴就有 8 公斤、12 公斤，還在那甩呀甩的，要是手沒拿穩溫會飛出去砸到人或地板怎麼辦？因為很多訓練者擔心會飛出去，死命地抓住壺鈴，用手的力氣去甩壺鈴，而非用髖爆發去推壺鈴，所以常會造成手腕受傷或手肘痛。

壺鈴訓練多靠髖爆發，不是用手拉；正確的體線定位，例如：核心出力（肚繃）、肩帶內收下壓、不要震膝蓋，只要學會髖爆發，利用髖爆發把壺鈴帶到適切的位置，並選擇適合自己重量的壺鈴（建議初學者女性使用 8kg；男生使用 12kg）是不會受傷的。

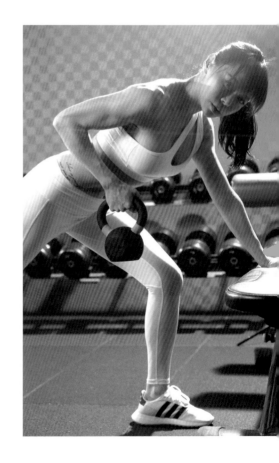

Q4 壺鈴感覺就是比較重的啞鈴，差別在哪裡呢？

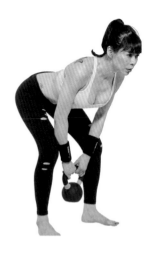

A：壺鈴和啞鈴都是拿在手上鍛鍊的健身器材，甚至有些訓練動作能共通，壺鈴外型是圓的，還有個握把，所以它可以做「盪」的動作，還可進行由上而下、由下而上的長時間訓練，變化性高，練習起來很有趣。

除了外型不同外，最主要的不同是壺鈴的重量分布不平均，因此手持壺鈴鍛鍊時，對於平衡、穩定核心肌群的效果非常好。

Q5 壺鈴一定要找教練練習嗎？可以自己看著影片做嗎？

A：一定要從初階的壺鈴運動開始做起，有些人則是未經過教練指導，自己練習，肚子沒繃緊、肩胛沒鎖、圓肩拱背的盪壺，導致下背痛，造成身體傷害，這樣是不行的，練壺鈴前一定要搞懂「屈髖頂髖」、「髖爆發」的發力方式。所以盪壺 Swing 以上的動作還是建議經由專業壺鈴教練指導喔。

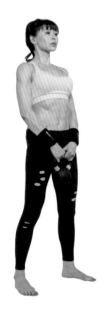

Q6 練壺鈴會變成金剛芭比？

A：很多人對「健身、重訓」的印象還停留在肌肉猛男猛女，但壺鈴是全身性的訓練，比較沒辦法訓練出局部的大塊肌肉。尤其，女性體內的雄性激素較少，要讓肌肉生長更是困難。如果要變成金剛芭比，重量訓練要達到非常高的強度、反覆不斷訓練，且是長時間並搭配特殊飲食方式，才能達到金剛芭比的身材。所以女生們不必太過擔心！

Q7 壺鈴可以天天做嗎？
還是需要練一天休一天呢？

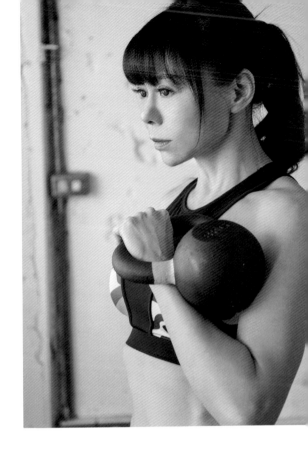

A：如果你感到肌肉痠痛，就必須休息；相對地，如果不會就可以天天練。通常第一次練 Swing 盪壺，大腿後方會痠個 3～5 天，再來因為肌肉會記憶，痠痛程度就會遞減，痠痛的時間會縮短得很快！但要記得，練習完後還是要用滾筒按摩放鬆。

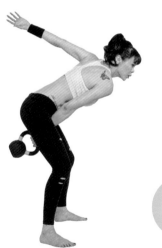

Q8 每天要花很多時間練壺鈴
才會有效嗎？

A：嚴格來說，訓練並不需花太多時間，建議採取 HIIT 高強度間歇訓練來執行，例如：一分鐘 Swing 36 下，中間休息 30 秒為一組，進行 3 組訓練（初學者）；習慣之後再慢慢拉長到 5～6 組。平時可透過 Swing 增加心肺訓練，燃燒熱量又可增加全身肌耐力及肌肉量。

Q9 練壺鈴時需要多大空間？

A：雙手左右伸直，以軀幹為中心點繞一圈的範圍內不能有人和物品。建議在家訓練者可以先在前方放一個鏡子，並要確保小孩和寵物都離開練習範圍，以免突然衝出來造成受傷。

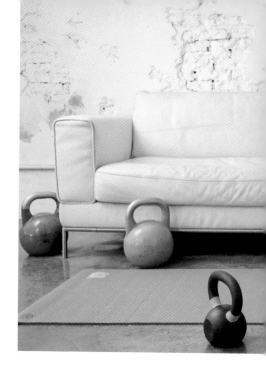

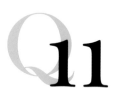

Q10 練壺鈴要穿鞋嗎？
一般的球鞋或
氣墊鞋、慢跑鞋可以嗎？

A：練壺鈴建議赤足訓練，讓腳尖、腳跟緊緊的抓住地板。

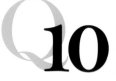

Q11 女生生理期時
可以練壺鈴嗎？

A：如果沒有太不舒服的頭暈，或者血流量過大，不必特別禁止。

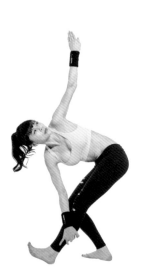

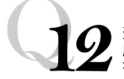

Q12 壺鈴訓練最大的
成效是哪裡呢？
有哪些好處？

A：壺鈴是下盤大的男女的減重塑身利器！壺鈴的 Swing 動作是一連串的硬舉動作，可讓女生練出翹臀及腿後越練越細，視覺效果臀部上提 2 cm，腿長就多 2cm。當然，也是扁屁股女生的福音，盪壺盪著盪著，臀部就越來越翹了！

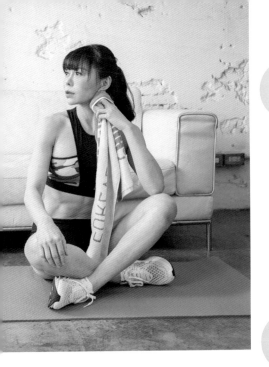

Q14 壺鈴的重量越重，訓練的成效會越好嗎？

A：重量越重訓練效果不一定越好，當你還是初學者時，建議拿輕重量練習，提高各肌群的肌肉感受度，即使是只用 8kg 壺鈴，也能練得非常好。初學者拿大重量的壺鈴容易累，很可能降低練習意願，或者受傷，反而適得其反。

Q15 初學壺鈴時，痠痛的部位應該是在哪裡？

A：初學者練屈髖頂髖、硬舉時，應該大腿後側會非常痠痛；練 Swing 時，如果你的動作標準，就是屁股最痠，代表你的髖爆發足夠。

Q13 懷孕前中後的女生可以練壺鈴嗎？

A：如果懷孕前沒有練重訓習慣的人，建議不要。

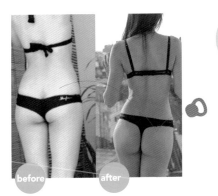

練壺鈴之後，臀型的變化很大！

Q16 本來屁股就大的人，還適合練壺鈴嗎？會不會越練越大？

A：當然適合！屁股大、肥肉量大，如果經常練 Swing，可以增加肌肉量、減少多餘脂肪量。由於肌肉體積是肥肉的 1/4，少了肥肉，臀部看起來自然變小！

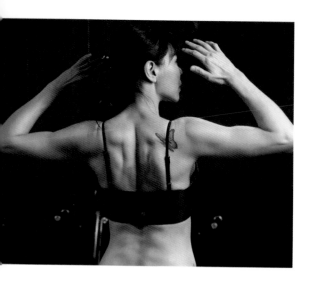

體重體脂
以及身型的迷思

體重不是重要的瘦身指標，體脂和身型才重要。無氧運動能讓我們增加肌肉量，體重不一定少掉很多，可是身型卻會有極大的改變──因為肌肉的體積僅肥肉的四分之一。

你可以越來越重，但身材卻越來越好

很多人開始健身之後，會發現體重竟然是比健身之前更重，但是每個人卻都說你變瘦了、身型簡直小了1號！你自己也有感覺，穿上牛仔褲時好像比以前輕鬆不少，可是這是為什麼呢？這是因為身上的肌肉量增加，肥肉變少了。大家都知道肌肉的體積只有肥肉的四分之一，當你身上的肌肉量多的時候，看起來自然比之前有贅肉時瘦。

肌肉是一種體積雖小，密度卻很大的物質，有些人期望自己身上的肌肉量高，但是體重卻很輕，這是不可能的。我們要追求的是「看起來」的瘦，從穿L號的褲子變成穿S號的褲子，這就是瘦了！當朋友說你變瘦的時候，他並不會要求你站到磅秤上去量體重，對吧？所以，體重不是最重要的，只要看起來瘦就是真的瘦了。所以說，親愛的女性們，不要再執著在體重的迷思中，只會逼死自己。

Linda推薦健身人參考的標準體重公式：

$$身高cm－110＝女性標準體重$$
$$身高cm－100＝男性標準體重$$

例如：Linda身高169cm，標準體重在59kg左右，會是最完美的身型。

不要陷入「體重」的迷思

在經過訓練之後，體重超標很多的人會變輕，相反地體重過輕的人也會變重，也就是說，透過訓練會讓大家的體重朝合理的地方靠攏。例如我身高169公分，在經過訓練之後的第一年，體重降為52公斤，體脂剩下19%；而從開始訓練到現在超過5年，體重來到57公斤，但看起來卻比52公斤時更緊實（因為增加了2.4kg的肌肉），這就是我們要達到理想的增肌減脂的目標。

建議可以買一台八合一的體脂計，定期追蹤自己的肌肉量、基礎代謝率、體脂肪、內臟脂肪、骨質密度。你會發現，只要訓練強度夠強，經過一段時間之後，你的肌肉量會上

圖為 Linda 老師訓練前中後期的照片，可清楚看到身體質量指數的變化。

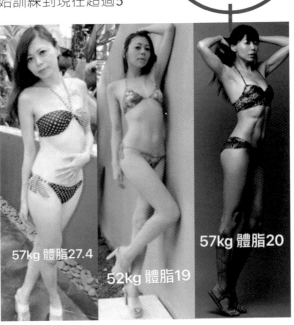

57kg 體脂27.4

52kg 體脂19

57kg 體脂20

關於停滯期

想要利用健身訓練來瘦身，過程中難免有停滯期，這時候「破壞訓練的慣性」會是一個很好的方法，比方說：平時只做無氧訓練，你可以搭配壺鈴 Swing 雙甩、單甩、換甩，來增加有氧訓練，燃燒熱量，讓身體抓不住你要怎麼玩，就能順利突破停滯期。壺鈴的多變性和多樣化訓練，是能有效瘦身的原因之一。

升，基礎代謝率提高，體脂肪自然就會降低，所以這就是為什麼不要再只是單純的關注自己體重的原因。

認識自己的體態

常有很多女生們的體重是落在正常範圍，但由於長期處在「少吃不動」的狀態下，利用少吃來控制體重，肌肉在不知不覺中萎縮流失而不自知，雖然體重正常、表面是瘦的，但實質上身體組成的比例卻失衡，脂肪囤積量過多，這樣的情況仍是屬於「隱性肥胖」。

何謂體脂肪率？意思是指全身脂肪占體重多少的百分比，又細分為「皮下脂肪」及「內臟脂肪」，可透過機器測量（如：八合一體脂機）量測，體脂肪不論是過高或過低都是不好的。測量方法應該於每天的同一時間，以同一台機器量測才準確。通常起床時體重最輕、體脂最高，傍晚晚餐前體脂最低。

台灣流行病學學會發表研究，女性大腿圍小於50cm、腰圍超過90cm，罹患糖尿病、腎臟病等慢性病及癌症風險增加2倍，不可不慎。

下頁提供體脂肪率標準表，可供對照。

體脂肪率的標準表

30 歲以下	30 歲以上
男 ≧ 20	男 ≧ 25
女 ≧ 25	女 ≧ 30
肥胖	肥胖

資料來源：行政院國民健康局 健康九九網站

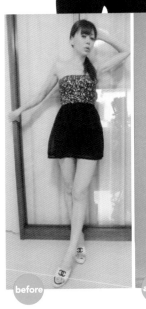
before

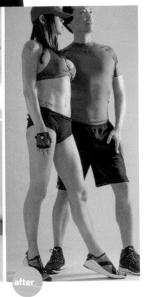
after

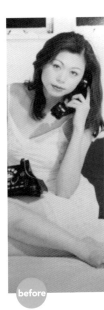
before

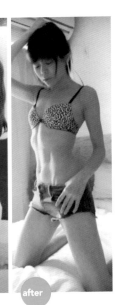
after

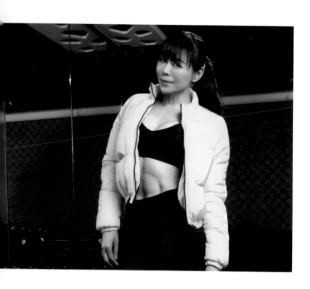

Linda老師的健身
飲食分享

想要有效率的雕塑身體曲線，除了找對方法健身之外，還要搭配飲食，才能讓你瘦得健康又看得到成效！

運動前後「吃什麼」，很重要

　　運動前後一定要吃東西，千萬不能不吃東西！不吃只會燃燒掉你寶貴的肌肉，懂嗎？運動前可以吃香蕉、地瓜，這種含有碳水化合物且低脂、容易消化的醣類食物，減少運動中乳酸釋放的不舒適，並補充運動中消耗掉的肝醣；運動後半小時就要補充蛋白質，茶葉蛋和豆漿都是不錯的選擇，蛋白質可幫助修護輕微拉傷或破壞的肌肉。

　　如果是練壺鈴，訓練前更需要補充熱量，比方說：香蕉、地瓜、芭樂，或吃一小份的三明治等，因為要進行甩壺鈴等動作，空腹容易沒力氣，會很吃力；壺鈴訓練完後，則可以吃一些高GI食物，因為熱量消耗很大，必須補充碳水化合物及蛋白質，才能長出漂亮肌肉。所以當你食量很大，忌不了口，其實很適合練重（例如壺鈴），能燃燒更多熱量，更能名正言順地多吃。

何謂Linda style的乾淨飲食？

　　為了讓身體不要因為吃錯東西，而囤積過多的熱量，我有一套「乾淨飲食法」。建議大家盡量不要碰麵包、麵條、甜的飲料等高熱量碳水化合物、加工食品，為何不要碰麵包、麵條呢？因為這些食物是間接澱粉，進到身體內不易被分解，很容易囤積在肚子，讓身材走樣。

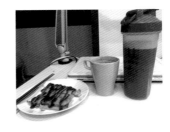

　　所以中餐可以吃糙米飯或白飯，不要把麵當主食，晚餐則不要碰澱粉，吃菜、肉、蛋、湯，隔天起床時，人自然感覺輕鬆！尤其是肚子！

　　很多粉絲和學員都問我怎麼吃才能保持身材，我其實都很心虛，因為平常教課佔去太多時間，我常常不能好好地、認真地吃一頓飯，但我還是儘量秉持以下原則來進食，供你們參考：

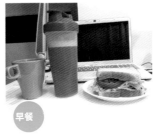

早餐

早餐正常吃，但避免過油、過甜、加工品

　　吃三明治，但不加美乃滋，吃蛋餅的話，煎油要少一些，不要吃太加工的東西，比方台式麵包，蘿蔔糕等。飲料則可以喝一杯熱美式黑咖啡或低糖豆漿。

午餐正常吃一個便當，營養要均衡

　　飯量一碗，糙米更好，菜、肉、蛋都要有；不要吃炸的，或把炸皮去除。一天可以吃3～6顆蛋，如果是膽固醇過高者，就把蛋黃拿掉。

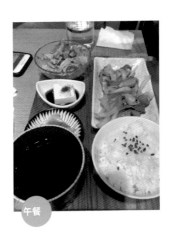

午餐

晚餐戒澱粉

　　不吃飯、麵，吃菜、肉、蛋、湯；但如果體重沒有過重的人，可吃半碗飯，一樣糙米為宜。

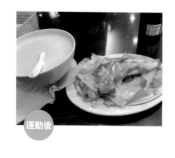
運動後

運動後補充蛋白質

我最常在運動後去豆漿店吃鮪魚蛋餅、煎豬排、蔥花蛋，和一碗3分糖的溫豆漿。

點心避免吃加工品，吃原形食物

忌吃麵包、麵條、蛋糕。盡可能吃原形、不加工的食物。

多喝水，不喝甜飲

一天至少喝2,000 CC水，咖啡、茶可喝，但不能喝甜的飲料，拿鐵也不能喝。

水果不要飯後吃

水果不要飯後吃，可當成餐與餐中間點心。推薦熱量低的芭樂、蘋果、小蕃茄。

當然，不要熬夜，每天睡足8小時、多休息也是養肌必備的！記得，「練、吃、睡」養肌三要素！好了，說完了，大家一起加油！

Linda 老師的一日菜單

時段	吃的食物
早餐	MARS低脂乳清1杯（空腹喝）、蛋餅1份（油少）、熱美式咖啡1杯
11:00	香蕉1根
午餐	雞腿便當套餐整份、美式咖啡1杯
訓練完	蛋2顆、地瓜1條、無糖豆漿1杯 或 鮪魚蛋餅、蔥花蛋、煎豬排、豆漿1碗
晚餐	上課前：蛋1顆、無糖豆漿1杯 上課後：魚2條、滷肉或雞肉、青菜、豆干、蘋果、芭樂

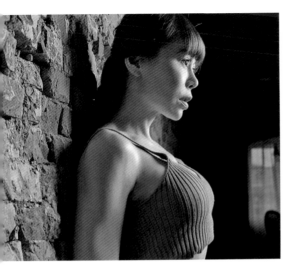

在開始練壺鈴前
的Know how

前面說了這麼一大堆，相信還是有人覺得怕怕的，但不要擔心，現在讓我們再複習一遍，你就會知道壺鈴的優點真的很多，放心去練習吧！

接下來必須讓大家不害怕壺鈴！

　　很多人都覺得練壺鈴很危險，怕壺鈴沒抓緊飛出去砸到人就慘了，這就是我們為何選擇8kg壺鈴當入門練習的原因，因為不會太重、好控制，較不會失手。而當你用8kg練法式推舉、練肱三頭肌時是很有感覺的，一組10～15下，進行2～3組，肱三頭肌馬上肌肉充血（對女生來說），但去健身房我們頂多只會拿6kg做法式推舉，甚至更輕，所以一顆8kg的壺鈴，除了可以Swing盪壺外，也可以拿來做重量訓練，壺鈴動作不像啞鈴動作較死板，壺鈴動作由上落下、由下抓舉上，跟啞鈴比起來真的活潑多了！

　　而且Swing這動作，你不能用其他工具替代，由於壺鈴有球體，是圓的，才能進行盪壺。你無法拿啞鈴或槓鈴盪壺，壺鈴有其不可替代性。有人說，壺鈴是「掌上健身房」，全身上下都可以用壺鈴訓練，Swing可以練臀部、腿部、

下背部及核心、心肺；Clean & Rack、Press可以練肩膀的前中後三角肌、手臂的肱二肱三頭肌……壺鈴有很多串連動作，包含三個Swing、三個Clean & Rack、五個Press，就能讓全身肌肉、協調性都練得很好。還可進行10分鐘的長時間訓練，可以和朋友一起練習壺鈴不落地、右手痠了就換左手，上手之後你會覺得健身一點都不苦悶，很有趣。

練壺鈴需要有核心基礎，還是重訓基礎？

如果你問我：「練壺鈴需要有核心基礎，還是重訓基礎？」我會說：「核心訓練是一切訓練之母，它讓你懂得肚繃臀夾、懂得如何發力；而重訓可以讓你做壺鈴肩推，抓舉變得很輕鬆。當然，學壺鈴會很快，但如果你完全沒有任何運動基礎，你可以從屈髖頂髖、平板式、側平板式開始練習，然後要開始學Swing時，建議要找專業的壺鈴教練學習，才不會受傷。

這本壺鈴書，只是希望能透過我簡單的文字說明，讓大家認識壺鈴、不害怕壺鈴。書中所介紹的40個動作，分初、中、高階，初階可以看著書和QR Code影片練習；Swing以上的動作，就建議大家找專業的壺鈴健身教練學習，回家再看著書複習，相信能很快抓到訣竅！有些人會擔心花了一千多塊買一顆8kg的壺鈴，但沒空找教練或不敢Swing怎麼辦？偷偷告訴你，其實只要你有天天練習持壺深蹲和硬舉這兩個動作，光是身材的轉變就很值回票價了！

8kg壺鈴是大尺寸男女的救星

我知道要出國內第一本壺鈴書，以我的資歷一定會被釘得很慘，短短練習兩年壺鈴，擁有ITI CKC Level 1及Level 2兩張證照而已，資歷還太淺。雖然我進入健身業才五年，而且是從金融業跨行到八竿子打不著的健身業，我不斷告訴自己——要更努力，我已經48歲了，不是28歲！我一定要比其他人更努力，因為我沒有太多時間蹉跎。

這本書我使用較輕的入門款——「8kg壺鈴」，讓每個人都能輕鬆學會壺鈴運動！書裡面的動作分為：初階、中階、高階訓練方式，你可以看書，先學會初階的持壺深蹲及硬舉，就能明顯感覺到下半身臀部、腿部的肌肉量增加，讓日常生活變得輕鬆。如果你是大Size男孩女孩，我一定要告訴你，壺鈴真的是你的救星！壺鈴訓練1分鐘可燃燒20.2大卡的熱量，所以一天只要練個幾分鐘，就能瘦得很快，且線條很美！是增肌減脂、真正身型改變的瘦！

壺鈴也是扁屁股一族的福音，它可以讓你練出翹臀，能讓你鬆垮的大腿變緊緻，壺鈴的每個動作幾乎都能練到全身肌肉，不會造成局部肌肥大，有些女生不喜歡練得太大隻，訓練壺鈴的人身材是精壯的卻一點都不大隻！相反的，如果你用8kg的壺鈴做Swing，臀部已經不痠時，你必須考慮用10kg壺鈴來操作，尤其是雙手Swing，循序漸進，慢慢加計重量。

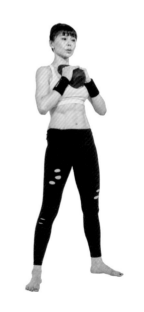

接下來，歡迎大家進入Linda的壺鈴世界！

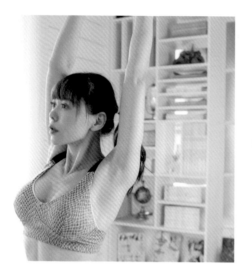

運動前後的
暖身與伸展
老師在說記得要聽～

在健身之前,必須要知道運動前後的暖身和
舒緩運動,這最基本中的基本,一定要記
好～

運動前的伸展

▶**Lunge**

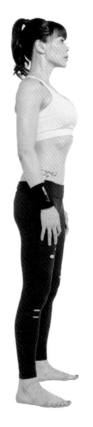

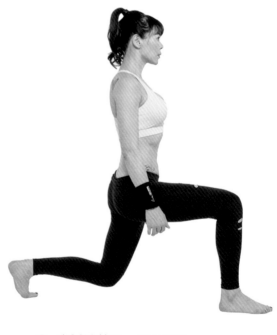

1. 站直肚繃,右腳往前跨
一大步。

2. 右腳膝蓋蹲,採弓箭步。

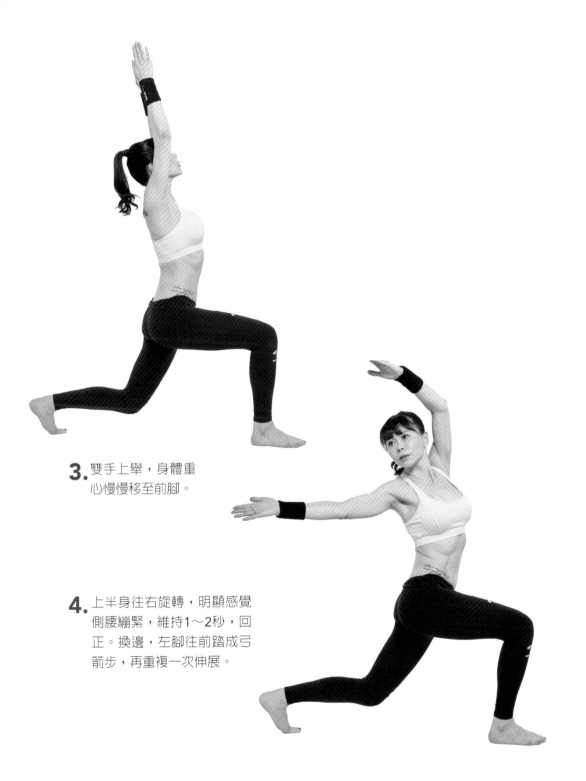

3. 雙手上舉，身體重
心慢慢移至前腳。

4. 上半身往右旋轉，明顯感覺
側腰繃緊，維持1～2秒，回
正。換邊，左腳往前踏成弓
箭步，再重複一次伸展。

▶4拍放鬆伸展操

（可伸展股四頭肌、股二頭肌、
下背部、腿後腱肌、小腿）

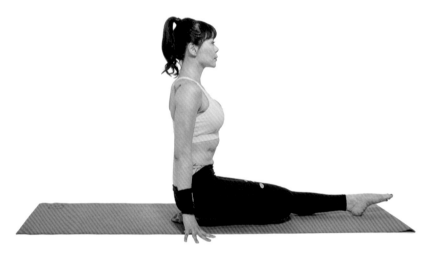

預備動作 先採高跪姿，右腳彎屈，左腳朝前伸直，左臀落地，右腳可不必壓跪。

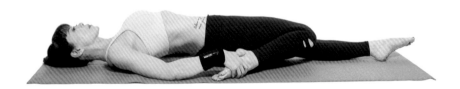

1. 身體往後躺，右膝蓋盡量往下壓，明顯感覺右大腿前側繃緊，維持15～20秒。

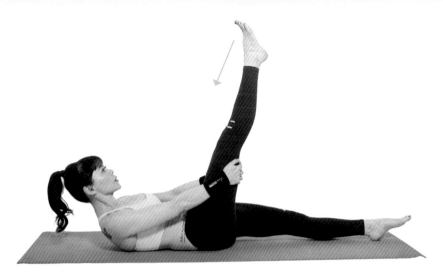

2. 右腳伸直，往上抬，雙手扣
在右大腿後方，右腳腳尖朝
身體方向壓，左腳腳跟抵住
瑜珈墊，維持15～20秒。

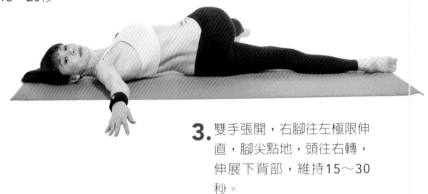

3. 雙手張開，右腳往左極限伸
直，腳尖點地，頭往右轉，
伸展下背部，維持15～30
秒。

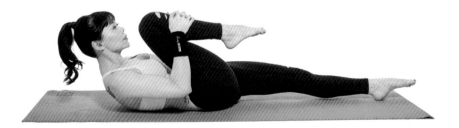

4. 回正，右腳往上抬，雙手
扣在小腿前方朝身體方向
壓，維持15～20秒。

▶猿人走路

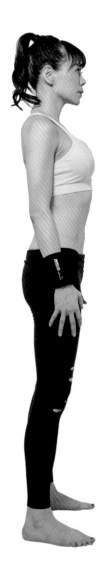

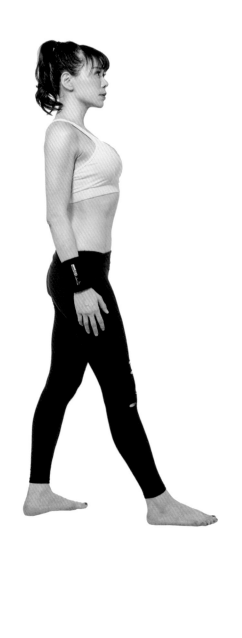

1. 站直。

2. 右腳向前跨一小步。

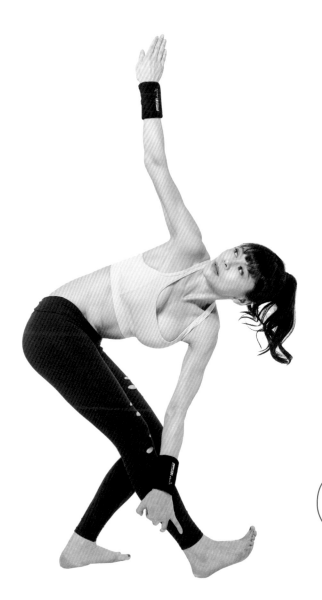

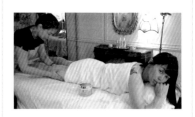

3. 臀部微微向後走，右腳伸直，腳
尖勾起。上半身轉向右側，左手
摸右腳小腿肚，右手伸直。身體
旋轉向右，眼神看向右手指尖。
回正，換左腳。

注意事項／訣竅：勿閉氣。

滾筒按摩與放鬆

經過一連串的壺鈴練習之後，相關的肌群一定會
因疲勞產生肌肉的痠痛等等的不適感，所以在這
個時候，按摩放鬆就顯得非常重要！

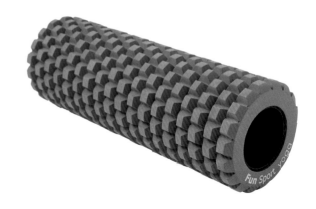

滾筒的介紹

運動後提供足夠的伸展與按摩放鬆，對肌群的恢復以及之後的運動表現也有
非常好的幫助。

利用滾筒來對肌群做按摩是目前在運動界公認最為有效與方便的方法之一，
尤其當我們沒有辦法隨時都有專業的運動按摩師，或是另一半在身旁，沒辦法
很清楚的知道哪個肌群呈現痠痛，以及要施展多少的力道與角度時，滾筒按摩
就更顯重要。

市面上的滾筒種類非常多，可以選擇泡棉最柔軟、最接近人的手掌的觸感與
力道的滾筒。建議運動後的當下就做伸展以及滾筒的按摩，回家後針對較痠痛
的肌群，也要再做更深入的滾筒按摩。

基本上，單一肌群至少要按摩1至2分鐘，所以整套動作下來大概會需要15～
20分鐘。以下針對壺鈴運動會訓練到的大肌群做滾筒按摩的示範。

▶滾筒放鬆背部

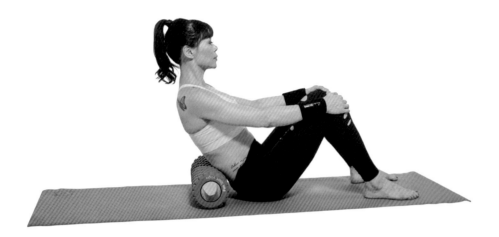

1. 踩坐姿，將滾筒靠放在下背部
部，雙腳扣住地版。

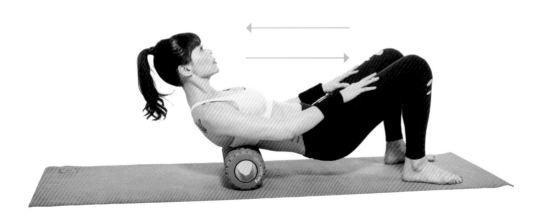

2. 雙手放在大腿上，腳扣穩，身
體前後推上背部及下背部，針
對痠痛點直接加壓按摩。

▶按摩臀部及腿後股二頭肌

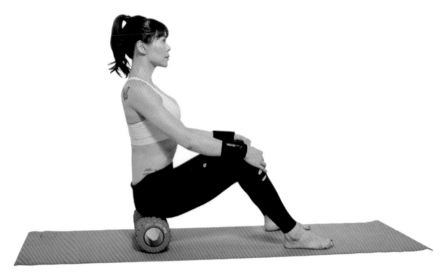

1. 踩坐姿，將滾筒坐在臀部下，先針對臀部
痠痛點按摩。

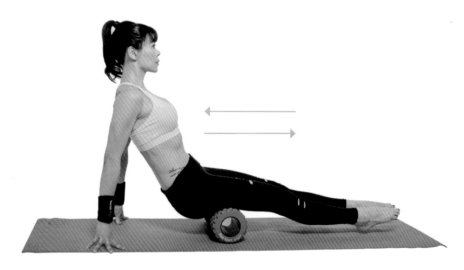

2. 接著按摩腿後肌群。若按摩單腳，則屈起另一
腿，前後推動按摩腿後肌肉及臀部，也可雙腿
扣住一同按摩。

▶按摩股四頭肌

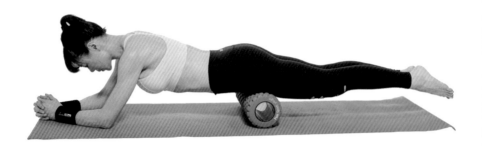

1. 採俯臥姿勢,將滾筒放在大腿下方。

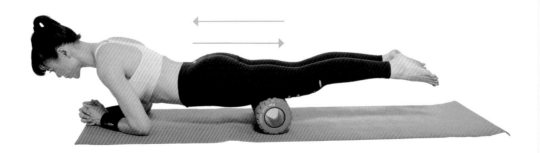

2. 撐起手臂,利用身體前後推動(推/拉地,
讓身體產生前/後移),按摩股四頭肌。

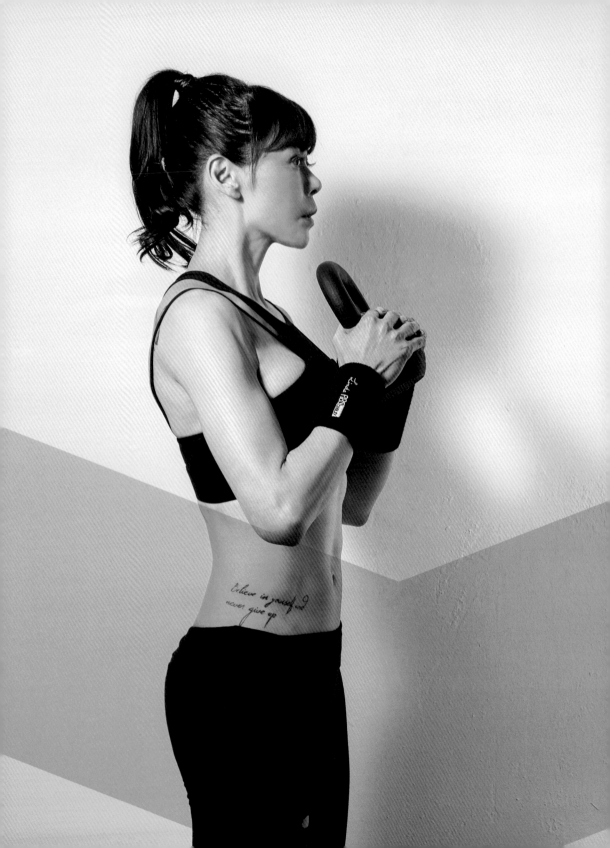

入門
壺鈴訓練

新 手 也 能 在 家 做 !

〔 注意 〕

· 在家訓練時，請確保有足夠空間，並避免
  他人及寵物進入運動範圍。

· 如運動時有任何身體不適，請立即停止練
  習，並詢問專科醫師。

頂髖啟動

說明：
在做Swing盪壺是很需要髖爆發的動作，
頂髖就是最好的髖爆發練習。

訓練次數

20～30下
共2組

訓練部位

臀部、腿後

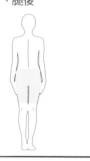

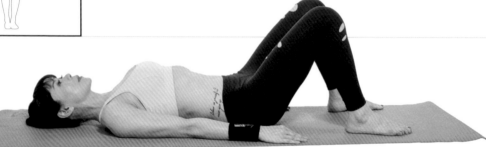

動作

1. 仰臥屈腿，雙腳踩地，膝關節小於
   90度於瑜珈墊上。

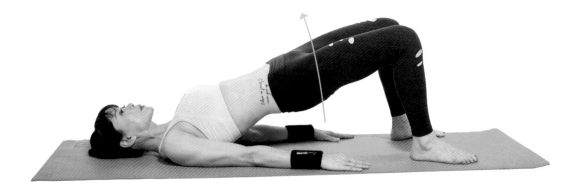

動作

2.吐氣,臀部上抬,同時
　繃肚夾臀。

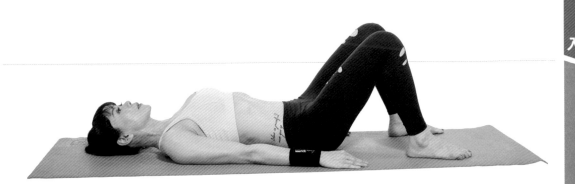

動作

3.回正,臀部落地,完成
　一次動作。後續熟悉
　後,抬臀的速度可越來
　越快,熟悉髖爆發。

注意事項／訣竅

頂髖速度快,並且肚繃夾臀。

71

雙手 Swing

說明：
在中高階的Swing之前，先練習如何將壺
鈴提起，利用深蹲的方法起壺。

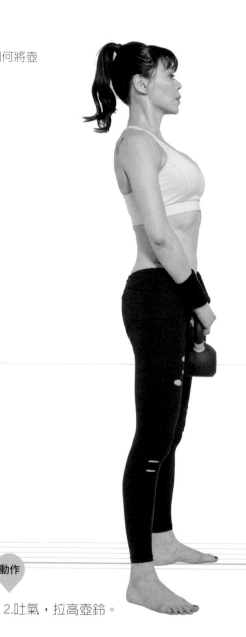

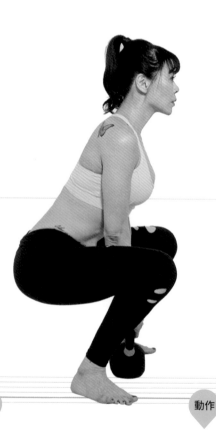

動作

1. 兩腳張開比肩寬略多。維
   持深蹲姿勢，肩帶內收
   下壓，雙手抓握壺鈴握把
   （壺鈴置於兩腳間）。

動作

2. 吐氣，拉高壺鈴。

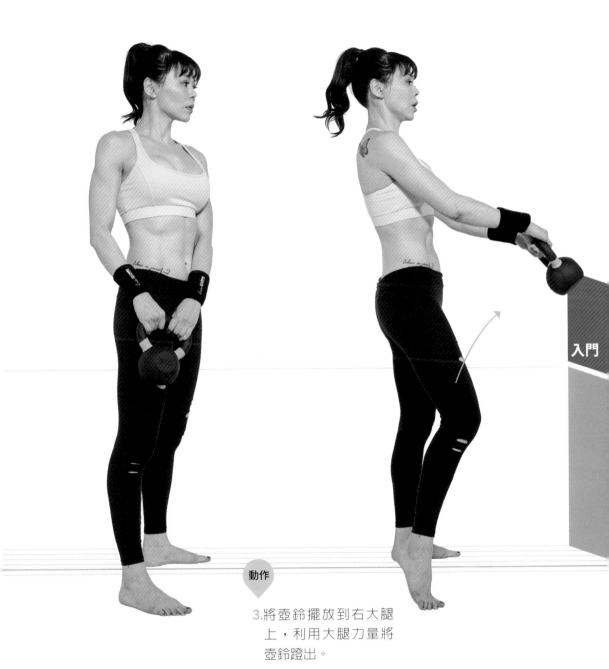

入門

動作

3.將壺鈴擺放到右大腿
上，利用大腿力量將
壺鈴蹬出。

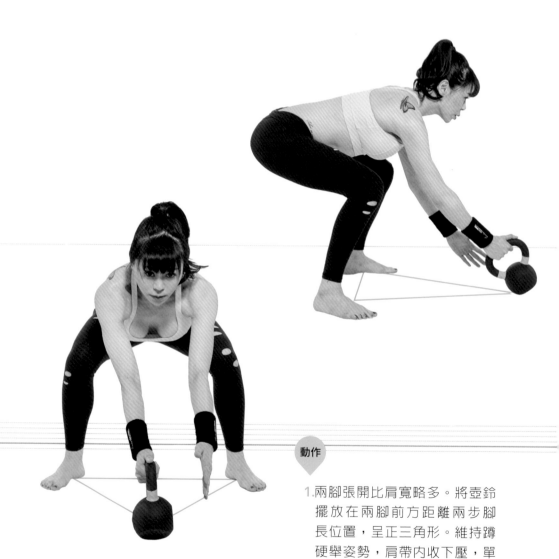

起壺姿勢 (二)　單手 Swing

說明：
單手的起壺姿勢較為困難，建議熟悉初階動作之後再行練習。

動作

1. 兩腳張開比肩寬略多。將壺鈴擺放在兩腳前方距離兩步腳長位置，呈正三角形。維持蹲硬舉姿勢，肩帶內收下壓，單手抓扣壺鈴牛角處（握把朝前）。拉高壺底前端。

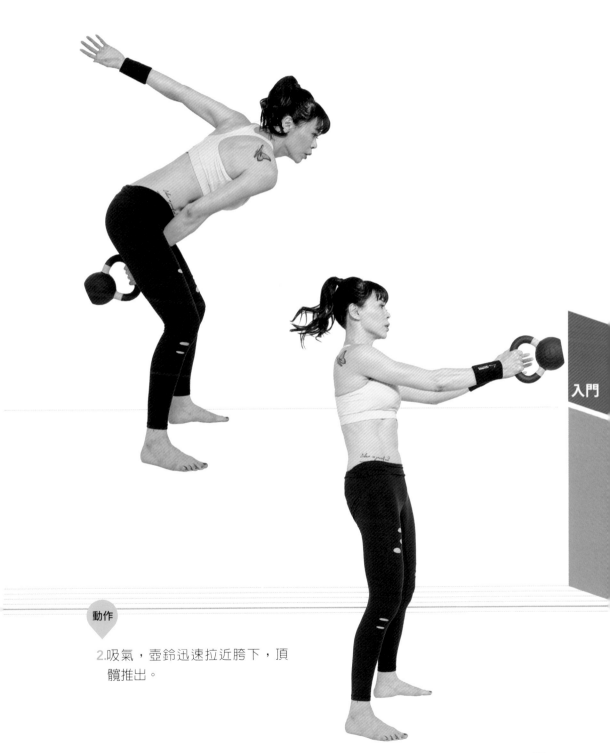

動作

2.吸氣，壺鈴迅速拉近胯下，頂
　髖推出。

訓練次數

以10下為一組,進行
N組訓練(平日有空
多練習,沒有次數限
定)

訓練部位

臀部 、腿後腱肌

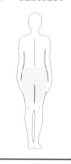

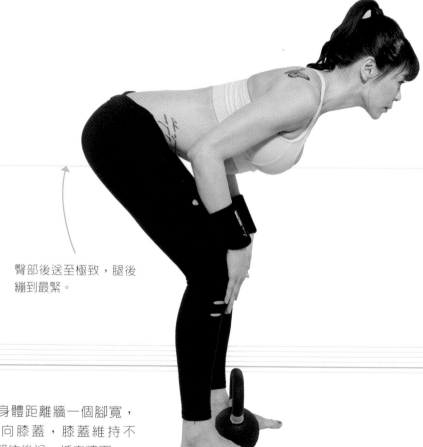

臀部後送至極致,腿後
繃到最緊。

動作

1. 屈髖:身體距離牆一個腳寬,
   雙手扶向膝蓋,膝蓋維持不
   動,臀部往後送,抵向牆面。
   注意,臀部後送至極致,腿後
   繃到最緊。可想像膝蓋前方有一
   隻針,不朝前衝。

注意事項／訣竅

- 臀部後送至極致，腿後繃緊，不要偷蹲。
- 髖爆速度要快，簡潔有力。
- 膝蓋維持 5 度微彎。不要震膝蓋，是夾臀部。

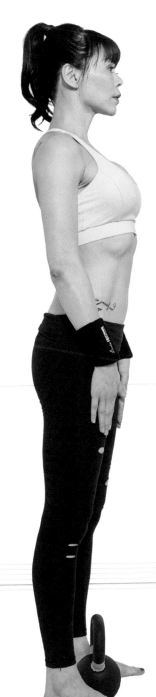

造成的傷害警語

主要為臀部後走及頂髖訓練。頂髖回正動作時，注意是髖爆發而非震膝蓋，以免造成膝蓋受傷。

動作

2. 頂髖：臀部往前推並內夾，不要震膝蓋，膝關節勿鎖死。

持壺硬舉

魁臀
必練動作!!

訓練次數

以15下為一組,進行3組訓練。

訓練部位

股二頭肌
臀部
下背部

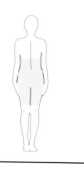

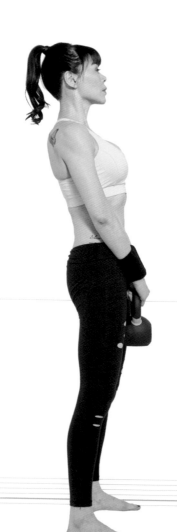

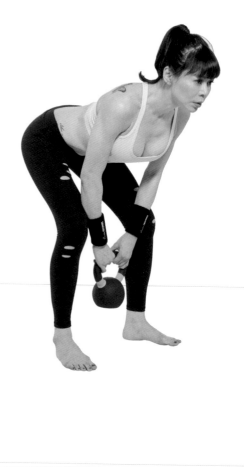

動作

1. 雙腳張開與肩同寬,腳尖朝前,壺鈴擺在雙腳中間,肩帶內收下壓,先用深蹲將壺鈴拿起。

動作

2. 上半身挺直不拱背,吸氣,臀部往後送,膝蓋固定不動,手臂將壺鈴控制在雙腳間,藏壺鈴(側面看不到壺鈴)。

注意事項／訣竅

• 穩定膝蓋位置不朝前衝，不要
偷蹲（可想像膝蓋前面有一根
針）。
• 肩胛鎖穩，肚繃，勿圓肩拱背，
以免背痛。

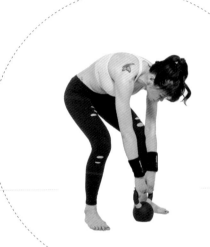

✕ 錯誤示範

側面看到壺鈴。壺鈴離開身
體太遠，造成下背壓力。

動作

3.頂髖向上推壺鈴。

持壺深蹲

訓練次數

以15下為一組，
進行3組訓練。

訓練部位

股二頭肌
股四頭肌
臀部
背部
核心肌群

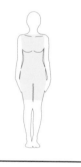

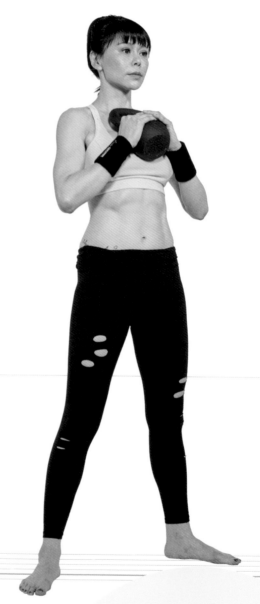

動作

1. 手握壺鈴號角位置，將
   壺鈴舉至胸口位置，雙
   腳張開比肩略寬，腳尖
   微朝外。

注意事項／訣竅

• 為使動作保持輕鬆，請將鷹嘴突扣在
  大腿前側膝蓋上方位置，不要懸空！
• 眼神看向前方，直背。身體勿朝前拱
  成 C 型。
• 頂髖回正動作時，注意是髖爆發而非
  震膝蓋，以免造成膝蓋受傷。

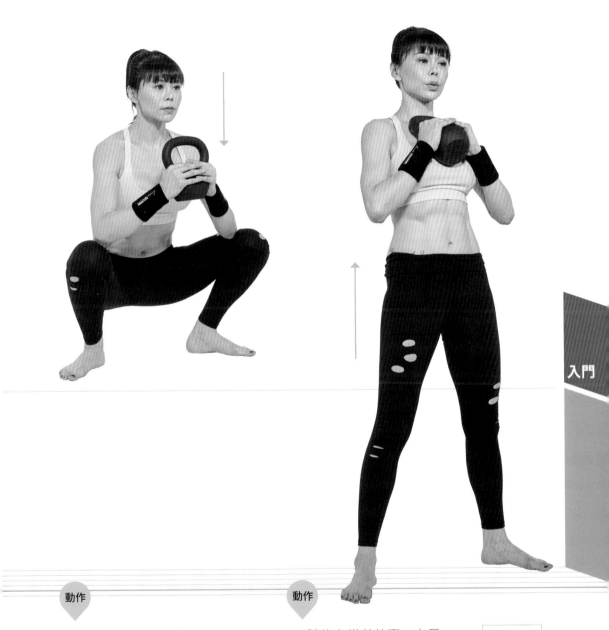

動作

2.吸氣慢慢下蹲，將手肘
尖端（即鷹嘴突）放置
於大腿前側膝蓋上方，
直背、眼睛看向前方，
維持5秒。

動作

3.髖往上推並站直，力量
從腳跟、小腿帶到大
腿、通過核心，壺鈴放
回胸口，吐氣，完成動
作。

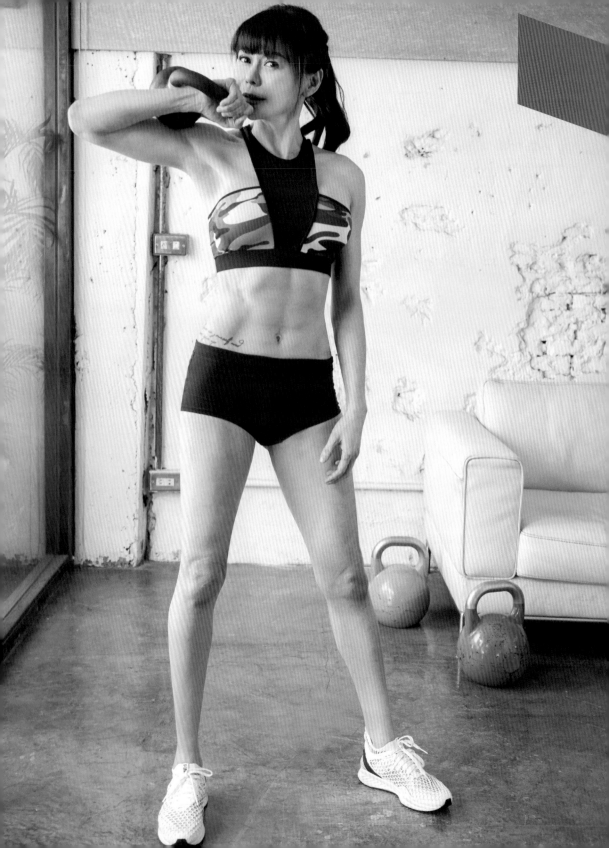

硬舉
深蹲 大不同

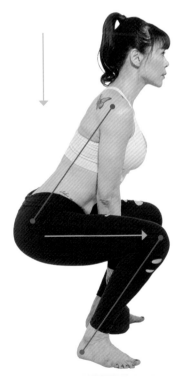

硬舉

髖爆發主導動作，膝蓋不動，臀部往後送；臀部抬到最高，腿後繃到最緊。膝蓋勿朝前衝。

深蹲

膝髖同時爆發動作，想像後方有椅子，直直蹲低至大腿壓低平行地板，直背（背部平行小腿）。

平板式

說明：
平板式是訓練腹部、臀部、闊背部
lockout最好的方法。

訓練次數

以20秒鐘為一組，每
次做10組訓練。

訓練部位

核心肌群
臀部
闊背肌
手臂
腿部

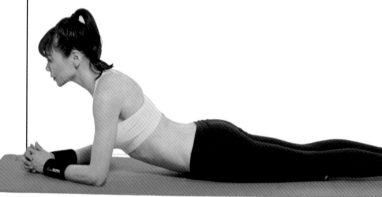

動作

1.俯臥，雙肘彎曲支撐在地面上，肩
　膀和肘關節需垂直於地面，做出肩
　帶內收下壓。

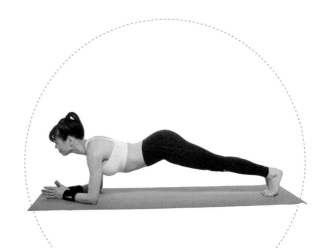

✕ 錯誤示範

- 注意不要腰部下陷，臀部翹起，也不要圓肩拱背。
- 脖子不要刻意抬高，容易造成頸部受傷。

維持同一直線

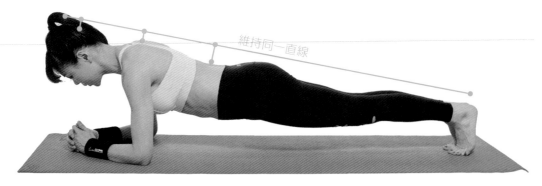

動作

2. 雙手互握，雙腳併攏踩地，支撐身體離開地面，軀幹伸直，頭部、肩部、腰部臀部和踝部保持同一直線，保持肚繃臀夾，闊背肌繃緊。

85

側棒式

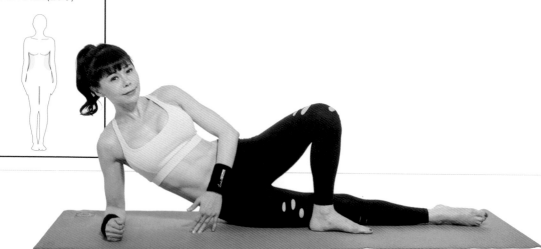

動作

1. 身體右側躺，右手肘在肩膀正下
   方，左腳跨過右腳，屈腿踩在前
   方，呈直角。

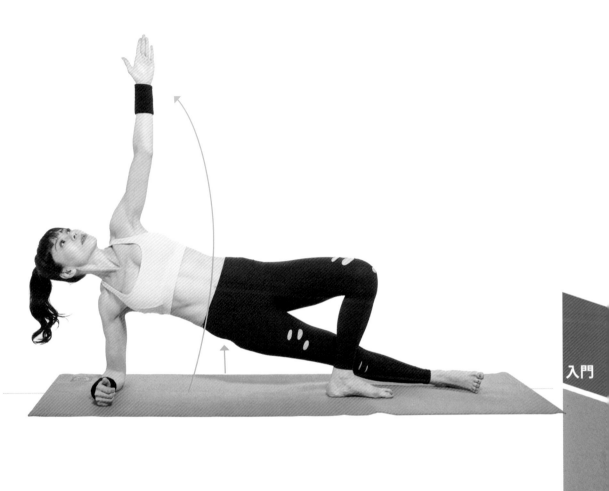

動作

2.左手撐地，臀部抬高，左手往上
　舉，維持2秒後臀部回到地上 。

進階
側棒式

訓練次數

左右各10下為一組，
進行2組訓練。

訓練部位

腹內外斜肌 (腰線)

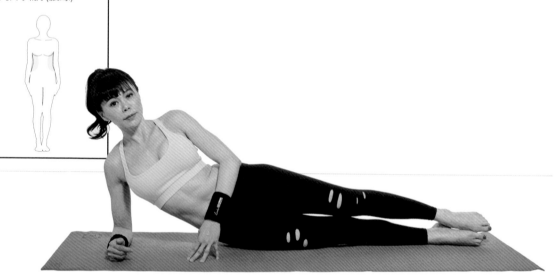

動作

1. 身體右側躺，右手肘在肩膀正下
   方，兩腳併攏伸直，肚縮臀夾。

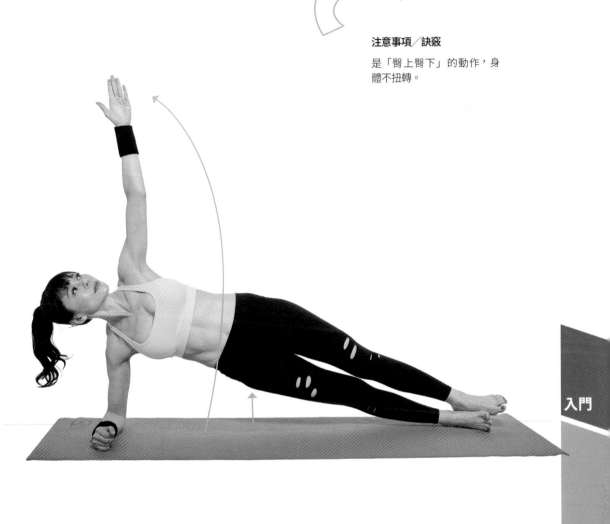

注意事項／訣竅

是「臀上臀下」的動作，身體不扭轉。

動作

2.左手撐地，臀部抬高，左手往上舉，維持2秒後臀部回到地上

訓練次數

左右當1下，10下為一
組，進行2組訓練

訓練部位

核心（腹部）
臀部
腿部

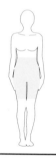

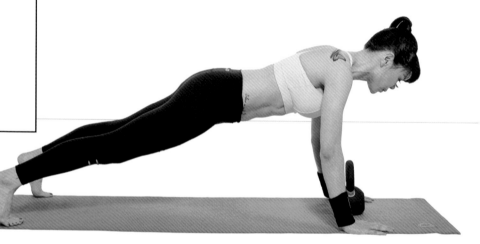

動作

1.俯臥，手撐在肩膀正下方，將壺
鈴放在雙手之間、胸下的位置，
當作目標點。雙手張開與肩同
寬，肩帶內收下壓，兩腳伸直微
開，臀部夾緊。

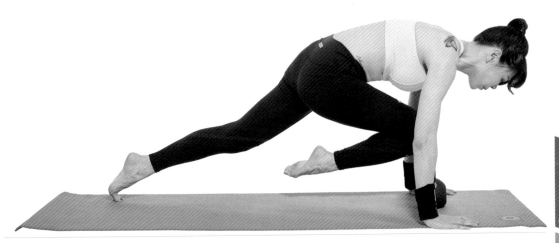

動作

2.右腳斜前以膝蓋去碰向壺鈴回正，換左腳斜前以膝蓋去碰向壺鈴，完成一次動作。

吐氣方式 吐珍珠

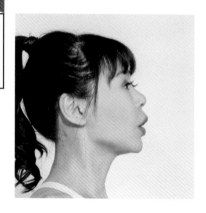

動作

1.嘴嘟起，想像嘴裡有一顆
珍珠，用力吐出去或想像
嘴裡啣著箭，用力射出
去。發出「咻咻咻」聲。
硬舉預備時，嘟嘴吸氣。

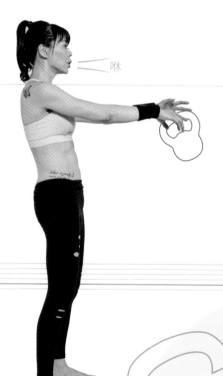

咻

動作

2.頂髖（壺鈴盪出去）時
「咻」一聲吐氣。

注意事項／訣竅

Swing 時切勿閉氣，鼻吸嘴吐換
氣，以免造成頭暈。因為連續
Swing 時的心跳可高達 130 下，若
沒有做吐珍珠換氣會頭暈做不久。

等壺鈴

說明：
教大家在對的時間點進行盪壺動作。

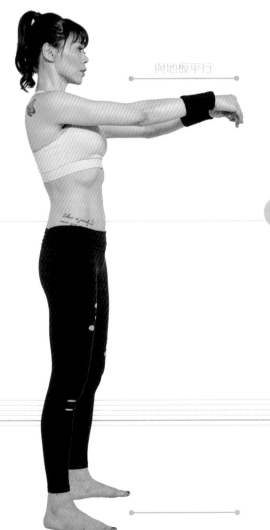

與地板平行

動作

入門

Swing是利用腿後和臀部的力量全力往前頂（髖發），手自然往上擺至手平行地板為最高點，再順著往下擺動。記得，手是廢手、不出力。

接下頁

93

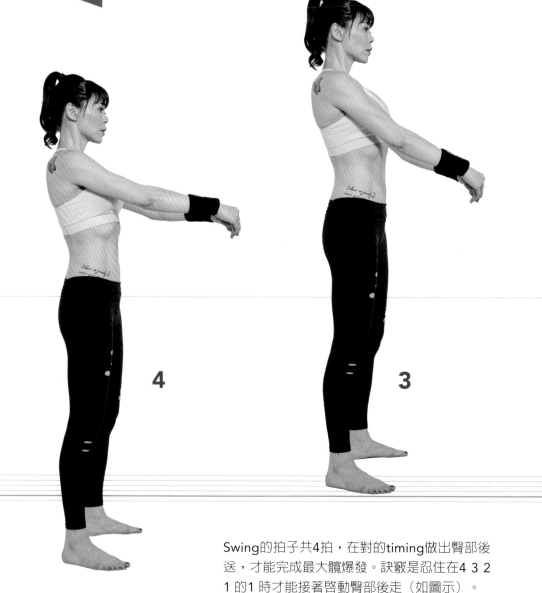

4

3

Swing的拍子共4拍，在對的timing做出臀部後送，才能完成最大髖爆發。訣竅是忍住在4 3 2 1 的1 時才能接著啟動臀部後走（如圖示）。

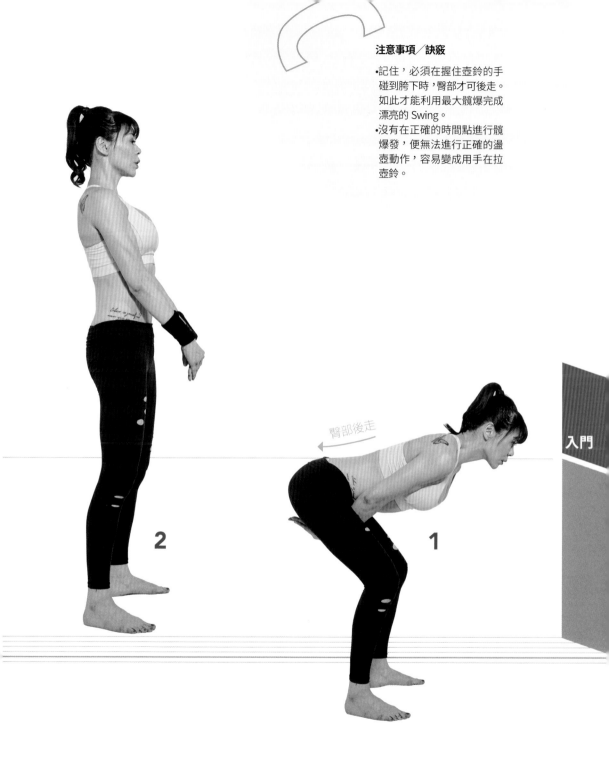

注意事項／訣竅

•記住，必須在握住壺鈴的手
碰到胯下時，臀部才可後走。
如此才能利用最大髖爆完成
漂亮的 Swing。

•沒有在正確的時間點進行髖
爆發，便無法進行正確的盪
壺動作，容易變成用手在拉
壺鈴。

臀部後走

2

1

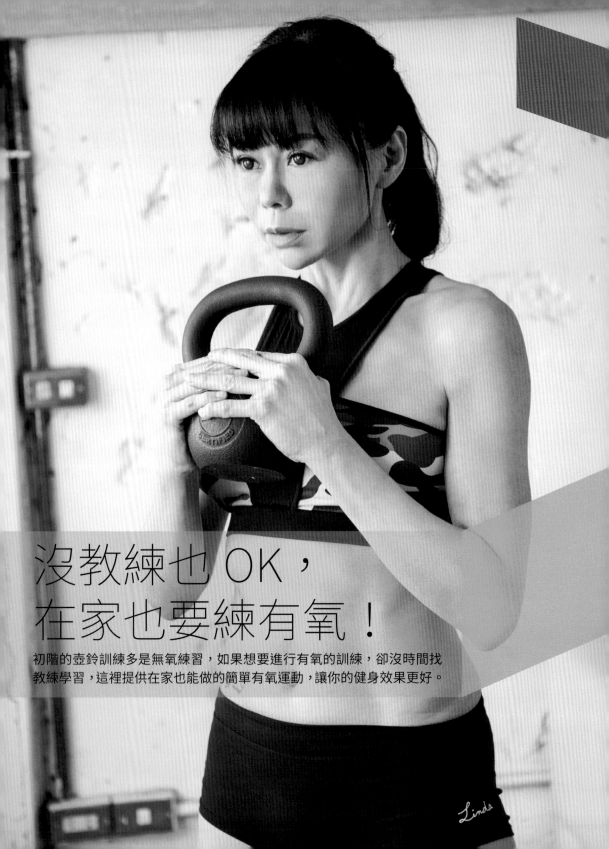

沒教練也 OK，
在家也要練有氧！

初階的壺鈴訓練多是無氧練習，如果想要進行有氧的訓練，卻沒時間找
教練學習，這裡提供在家也能做的簡單有氧運動，讓你的健身效果更好。

Linda

4分鐘TABATA間歇運動！

一個動作做20秒，休10秒，A、B、C、D4個動作，共做2組

A.開合跳 （20秒）

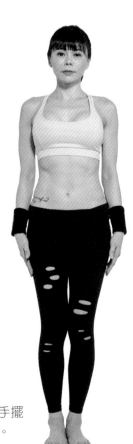

動作

1.挺胸站直，雙手擺
放在身體兩側。

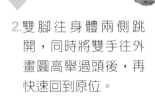

動作

2.雙腳往身體兩側跳
開，同時將雙手往外
畫圓高舉過頭後，再
快速回到原位。

接下頁

B.交叉肘碰膝 （20秒）

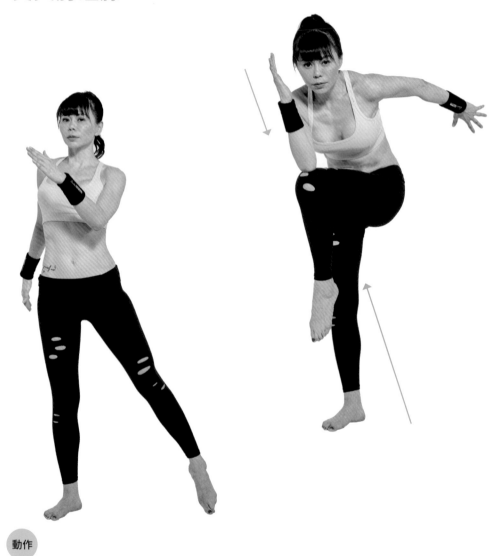

動作

右腳側抬起至腰部以上，同時以左手手肘
碰觸右腳膝蓋，再回到原位，重複做10
次。換邊，再做10次（20秒內做左10下、
右10下）。

C.高抬膝 （20秒）

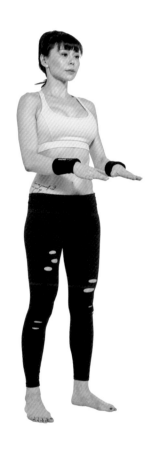

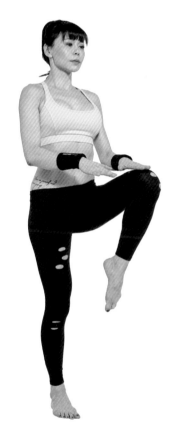

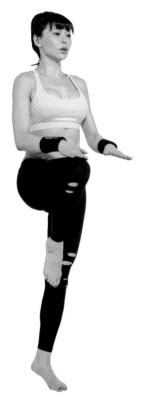

1.雙手平舉到腰的位置，肚繃，做預備動作。

動作

2.膝蓋抬高碰向手掌，肚吸，身體保持輕鬆。右腳抬高後換左腳抬高。

接下頁

D.原地小跑步 （20秒）

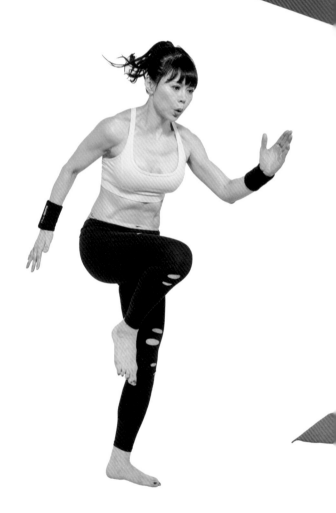

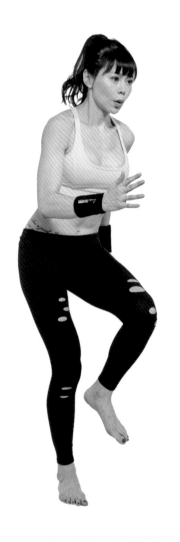

動作

最後用原地的快速小跑步結尾。

4分鐘波比跳（Burpee）

訓練次數

20秒做6～8次，休10秒，共做8組。

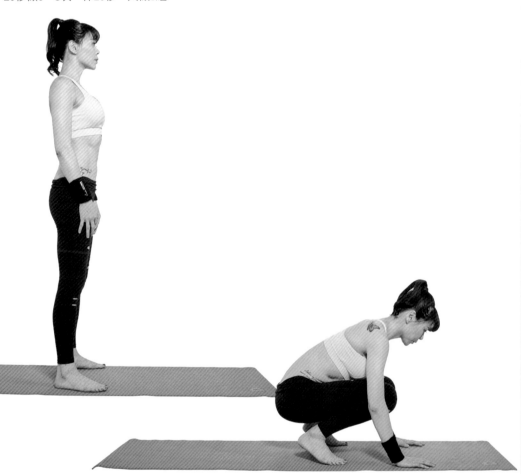

動作

1.保持站姿，雙腳張開，
　與肩同寬。

動作

2.蹲低，雙手撐地，肩胛
　鎖穩。

接下頁

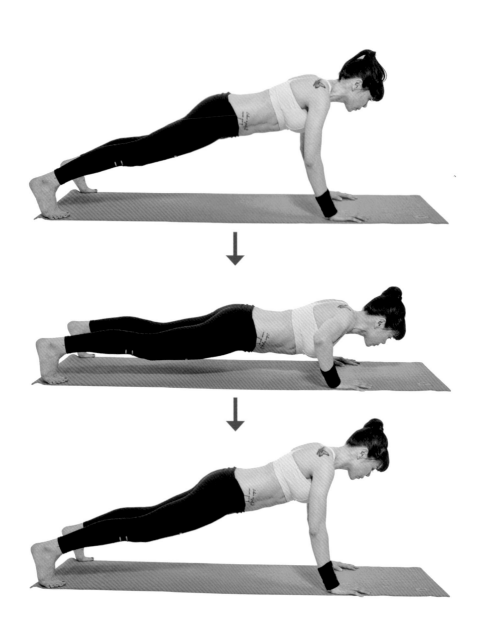

動作

3.雙腳向後跳，撐住身體，呈現掌撐
平板式，然後做一下伏地挺身。

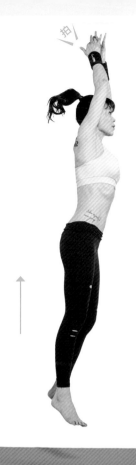

動作

5.回正，往上跳，手往
　上拍一下。

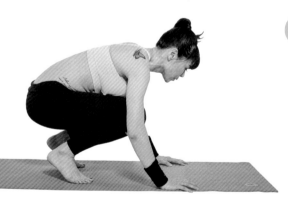

動作

4.雙腿收回，手撐地，完成動作。

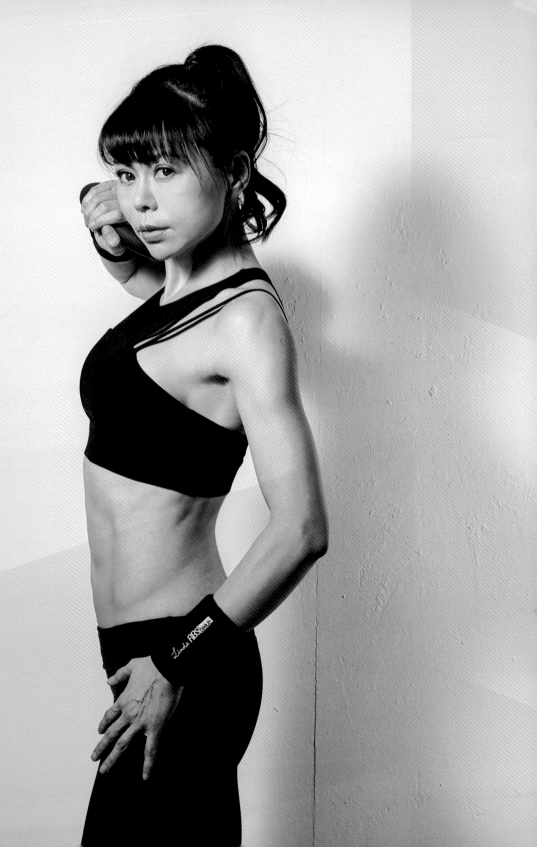

中階
壺鈴訓練

更能練到全身曲線的動作

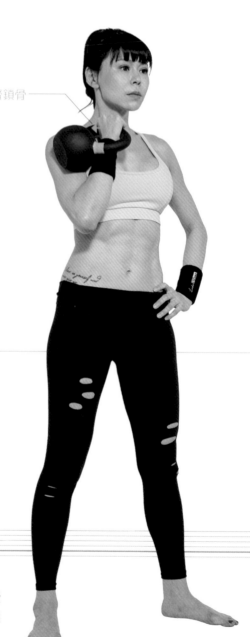

側三角肌 訓練

訓練次數

左右各10下為一組。
每次2-3組。

訓練部位

側三角肌(中三角肌)

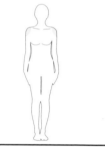

● 建議找專業壺鈴教練上課
後再自行練習。

大拇指對齊鎖骨 ———

動作

1. 雙腳張開與肩同寬，單手持壺
   來到架式Rack，大拇指對齊鎖
   骨位置，將壺鈴放置在肩上，
   掌心朝下，身體站直。

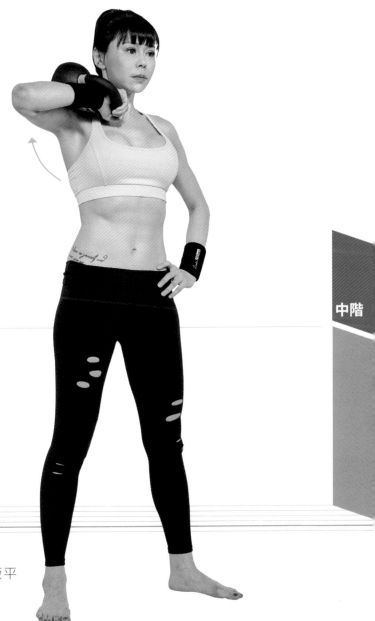

動作

2.吐氣後上臂上抬至與地板平
　行，維持3秒後吸氣回正。

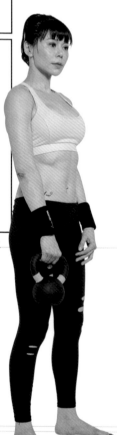
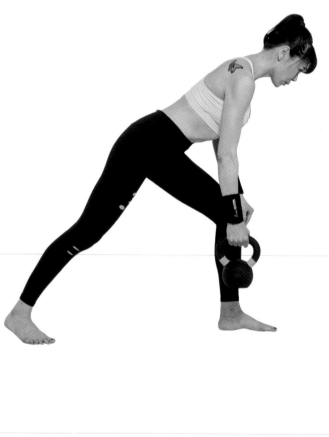

壺鈴單臂
划船

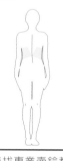
動作

1.訓練右手時，單手持壺，放在右大腿前。

動作

2.左腳往前跨一步，前腳彎曲、後腳伸直，左手扶在左膝蓋上，脊柱保持中立，肩胛鎖穩，眼神看向斜前方45度。

- 使用背部肌群上拉，而非手部力量，維持闊背繃緊。
- 速度保持1秒上拉，離心3秒下放。

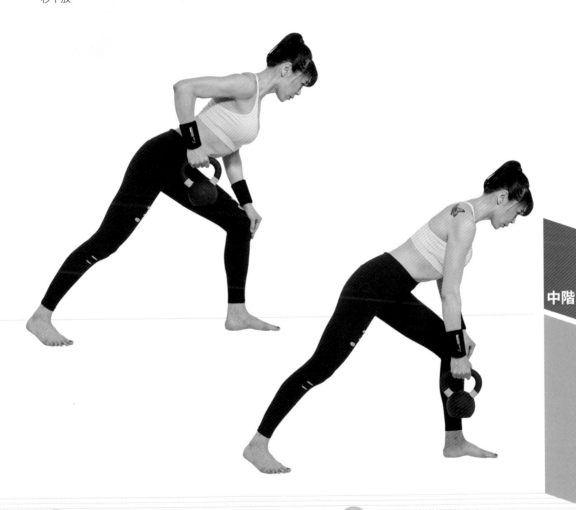

中階

動作

3.肩帶內收下壓，右手抓握壺鈴，吐氣上拉，肘關節呈90度，手臂上拉至闊背緊為止（肩膀不聳、身體不轉）。

動作

4.維持3秒後下放。左手亦同。

壺鈴二頭彎舉

訓練次數

以 12～15下為一組。
每次3組。

訓練部位

肱二頭肌

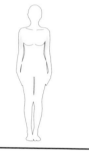

●建議找專業壺鈴教練上課
後再自行練習。

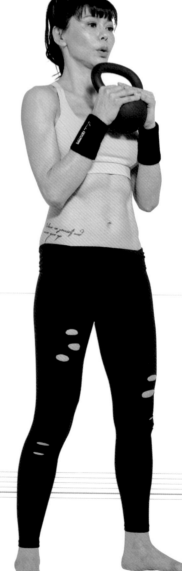

動作

1.站直雙腳張開與肩同寬，雙
手握住壺鈴轉角處。肩胛鎖
穩，吐氣往上將壺鈴帶至胸
口位置。

注意事項／訣竅

向心 1 秒，離心 3 秒，提高
二頭肌的肌肉感受度。

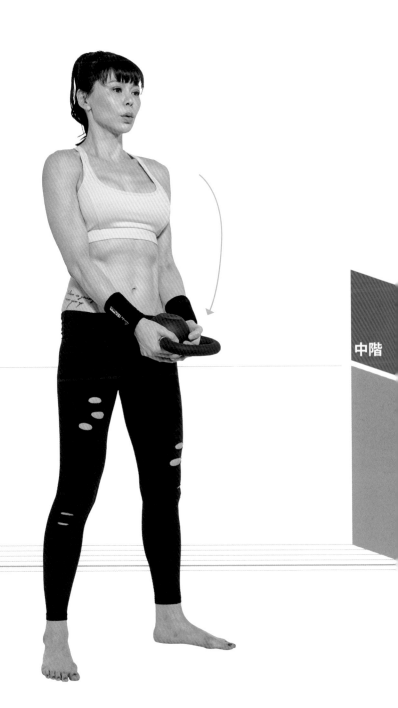

中階

動作

2.吸氣分三段下放，
　完成動作。

111

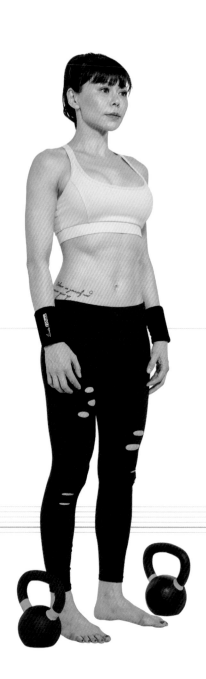

壺鈴屈體
划船

訓練部位

闊背肌
穩定肩胛

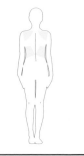

●建議找專業壺鈴教練上課
　後再自行練習。

動作

1.雙腳微開，壺鈴放在雙
　腳左右。

- 不要圓肩拱背，提高闊背肌肌肉感受度。
- 脖子不要抬，眼神看向斜前方45度。

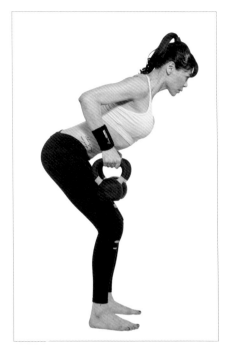

側面

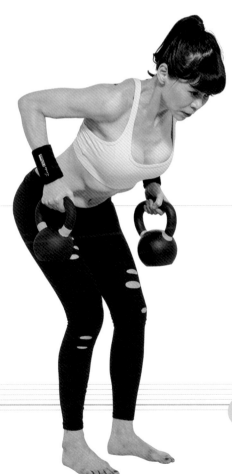

動作

2.維持硬舉姿勢，穩定肩胛後，雙手分別抓握住壺鈴，吐氣上拉，想像肩胛骨中間有一支筆，用力內夾。

接下頁

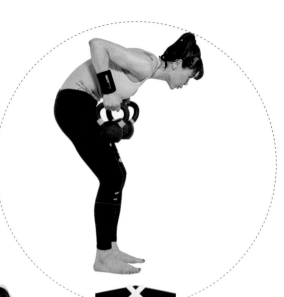

✕ 錯誤示範

●圓肩拱背。

動作

3.吸氣分三段往下，伸直
手，完成動作。

Rack
Lunge

中階

訓練次數

左右各10下為1組，進行 2組訓練。

訓練部位

股二頭肌
臀部
股四頭肌
核心

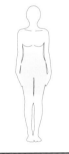

●建議找專業壺鈴教練上課
後再自行練習。

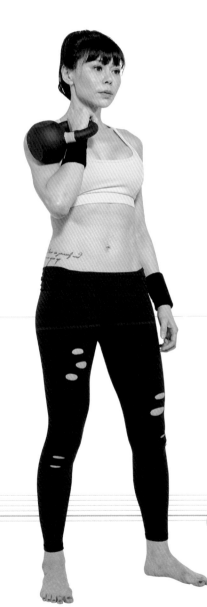

動作

1.將壺鈴提起，扣在右
肩（Rack動作）。

接下頁

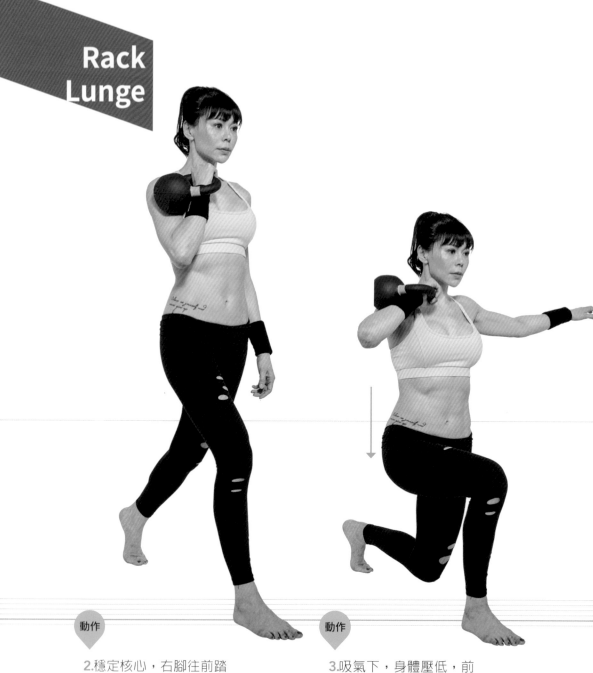

動作

2.穩定核心,右腳往前踏
　一步,腳尖朝前,後腳
　腳跟離地。

動作

3.吸氣下,身體壓低,前
　腳呈直角,腰背挺直,
　左手平舉維持平衡,維
　持2～3秒。

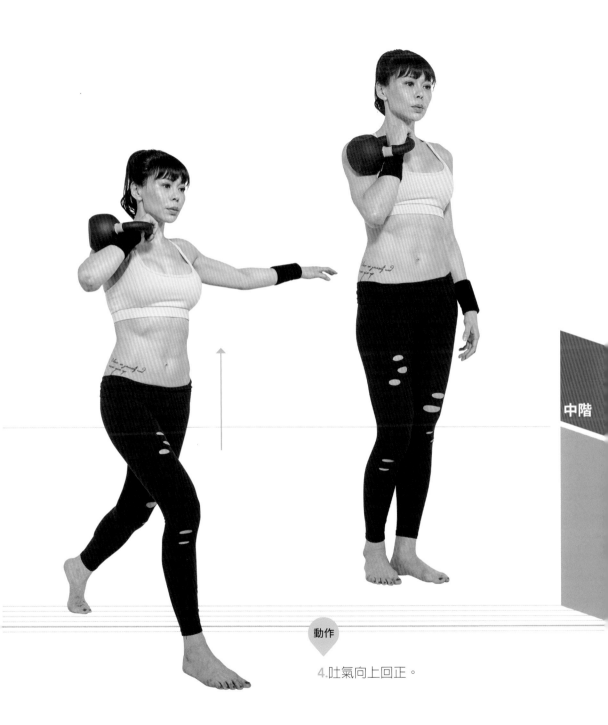

動作

4.吐氣向上回正。

壺鈴小甩

說明：
透過小幅度的甩動，理解髖爆發。

訓練次數

N組訓練 有空就多訓
練，沒有次數限制。

訓練部位

核心
臀部
腿部

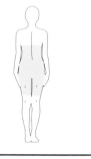

●建議找專業壺鈴教練上課
後再自行練習。

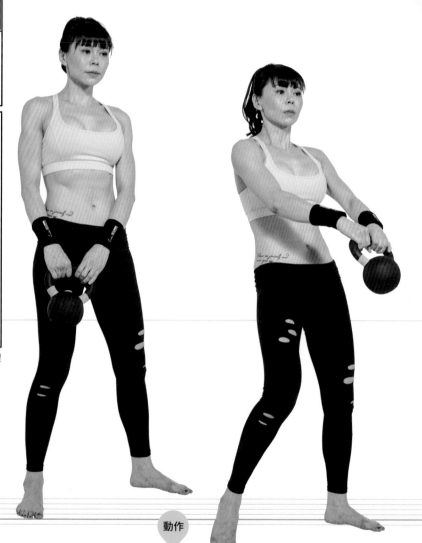

動作

1.將壺鈴擺在右腳大腿前
　預備動作。

動作

2.右大腿將壺鈴頂出。

118

- 小甩不必等壺鈴，應學會用頂髖力量盪壺，此動作是為了習慣甩壺的感覺，因此僅是小甩動，屈髖不必太完整，背部彎下時不必平行地板。
- 由於速度很快、沒有休息時間，所以會很喘喔。

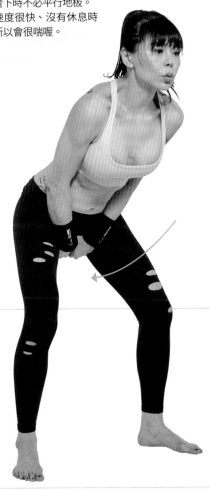

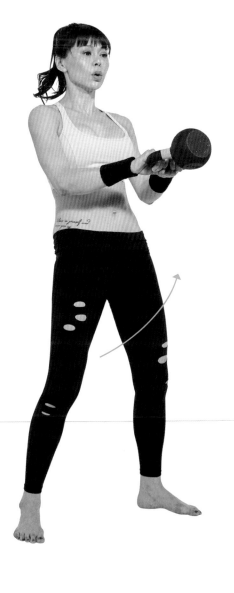

中階

動作

3.等壺鈴回到胯下位置，屈髖。

動作

4.快速頂髖將壺鈴往前推送（不要用手拉壺鈴，應使其自然地甩動）。

雙手
Swing

訓練次數

1分鐘甩36下壺鈴，
中間休息30秒，為一
組。初學者每日3組，
慢慢增加到5～10組。

訓練部位

下背
臀部
腿部
核心

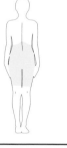

●建議找專業壺鈴教練上課
後再自行練習。

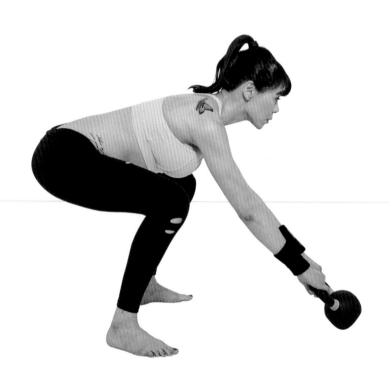

動作

1.採取起立式起壺方式，肩胛鎖穩，
背平，眼神看向斜前方45度，維持
蹲硬舉姿勢，雙手握住壺鈴。

注意事項／訣竅

- 等壺鈴：必須在壺鈴盪到跨下，臀部才可後走（屈髖），用最大髖爆發完成 Swing。記得使用髖爆發而不是震膝蓋，也不要用手拉壺鈴，否則都容易受傷。
- 壺鈴動作方向和臀部動作一致。
- 此動作不要穿鞋，讓腳跟腳尖踩穩地板。
- Swing 是一連串的硬舉動作。勿偷蹲，注意壺鈴軌跡，不要落到膝蓋下方（不要作出 squat Swing）。
- 上臂未接觸軀幹前，都不要出現屈髖動作。

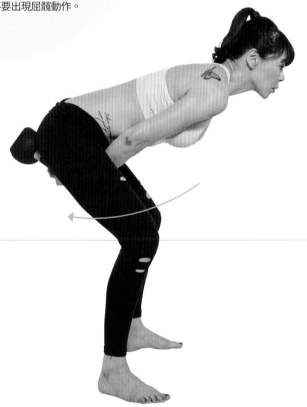

中階

動作

2. 吸氣上拉壺鈴到跨下，臀部後走，背往前倒，然後快速頂髖，用髖爆發的力量將壺鈴往前推，完成一次動作。眼睛下去時看遠方45度，上來時看正前方，不要看地上。

接下頁

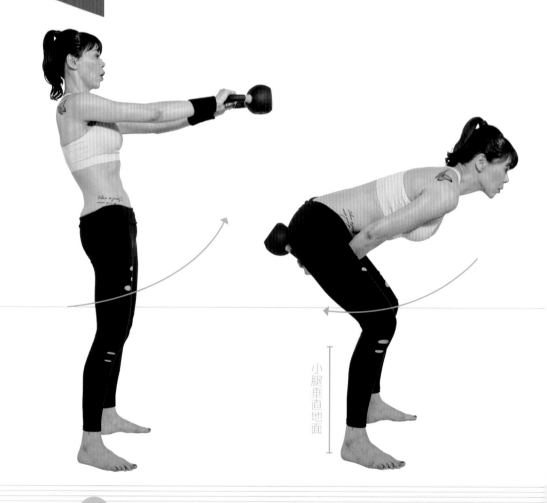

雙手
Swing

小腿垂直地面

動作

3.待壺鈴盪回跨下位置，壺鈴穿越過
　胯下，背朝前倒，臀部後走，小腿
　與地面垂直，再重複髖爆，過程中
　需持續維持肩胛穩定。

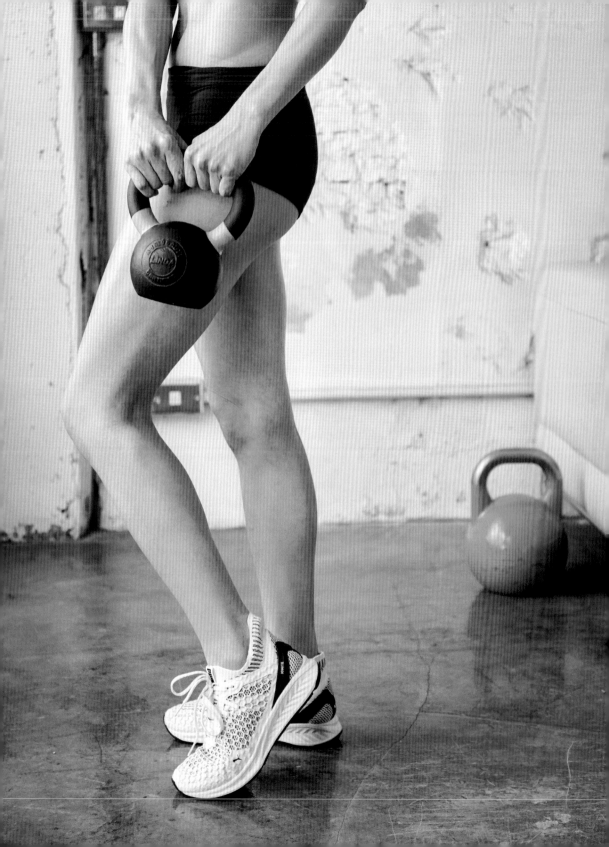

單手
Swing

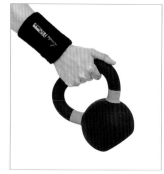

預備動作時，以大拇指蓋章的方式，扣住握把。

訓練次數

1分鐘甩36下壺鈴，中間休息30秒為一組，初學者每日3組，慢慢增加到5～10組。

訓練部位

下背
核心
臀部
腿部

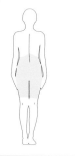

●建議找專業壺鈴教練上課後再自行練習。

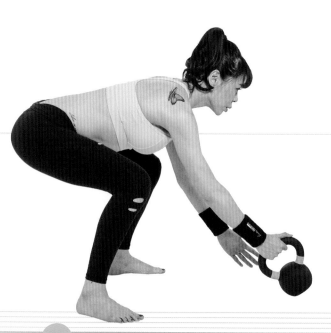

動作

1.壺鈴握把直放，單手扣住壺鈴轉角位置（類似大拇指蓋章的動作），翹起壺底。

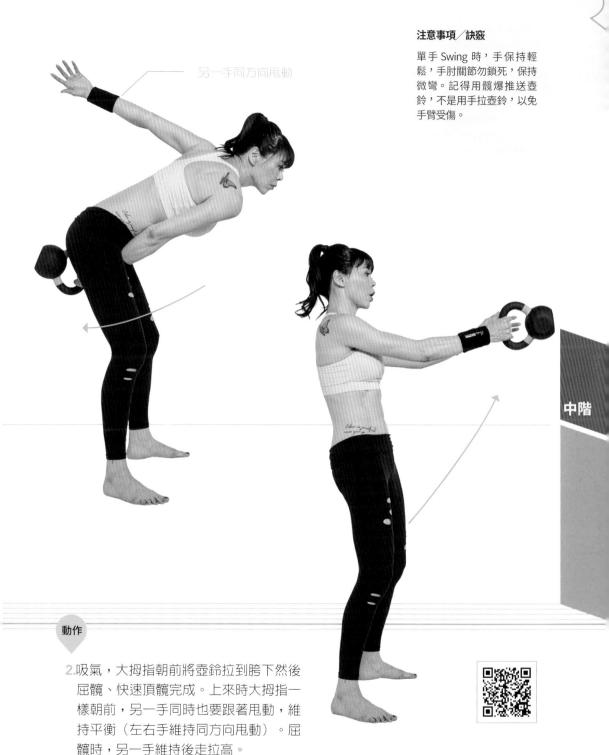

另一手同方向甩動

注意事項／訣竅

單手 Swing 時，手保持輕鬆，手肘關節勿鎖死，保持微彎。記得用髖爆推送壺鈴，不是用手拉壺鈴，以免手臂受傷。

中階

動作

2.吸氣，大拇指朝前將壺鈴拉到胯下然後屈髖、快速頂髖完成。上來時大拇指一樣朝前，另一手同時也要跟著甩動，維持平衡（左右手維持同方向甩動）。屈髖時，另一手維持後走拉高。

125

換壺

訓練次數

1分鐘甩36下，休息
30秒為一組，初學者
每日3組，慢慢增加到
5～10組。

訓練部位

下背
核心
臀部
腿部

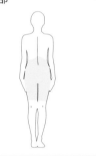

●建議找專業壺鈴教練上課
　後再自行練習。

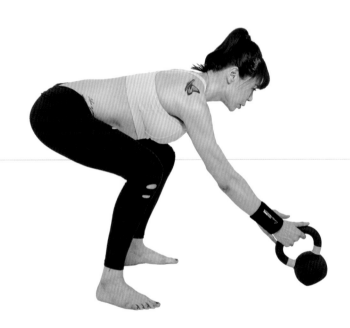

動作

1.壺鈴握把直放，右手扣住壺
　鈴轉角位置（類似大拇指蓋
　章的動作），翹起壺底。

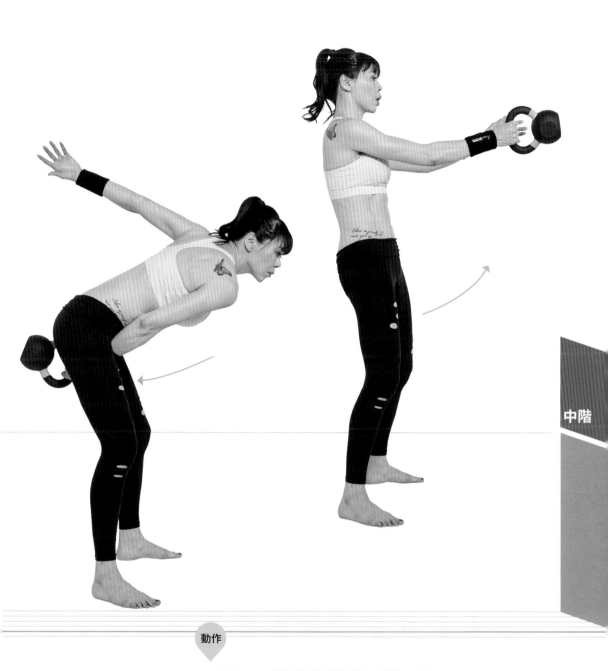

動作

2.吸氣，大拇指朝前將壺鈴拉到胯下然
　後屈髖、快速頂髖完成。上來時大拇
　指一樣朝前，左手同時也要跟著甩
　動，維持平衡（左右手維持同方向甩
　動）。屈髖時，左手維持後走拉高。

接下頁

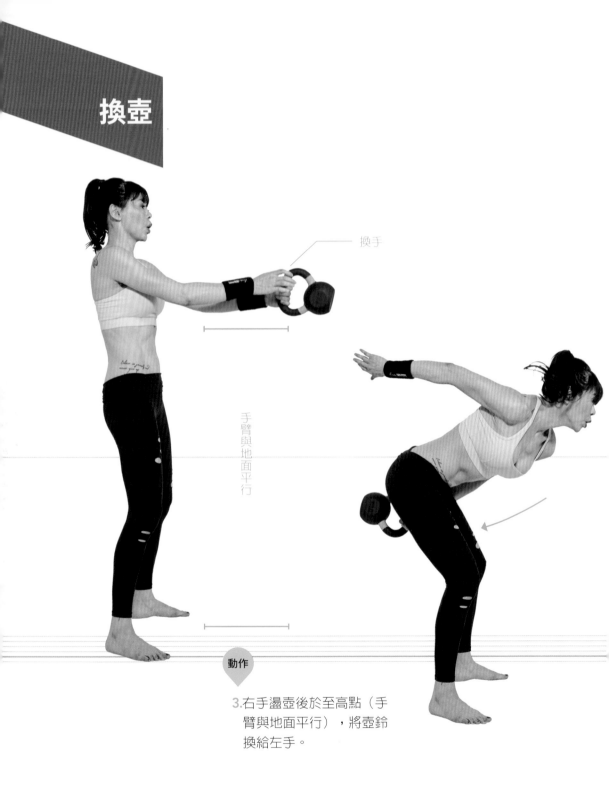

換壺

換手

手臂與地面平行

動作

3.右手盪壺後於至高點（手
　臂與地面平行），將壺鈴
　換給左手。

中階

注意事項／訣竅

因為壺鈴盪至最高點時 速度是零，
換手比較安全。若是錯過至高點，
應等待下一次時機換壺，勿在中間
落點換壺，以免危險。

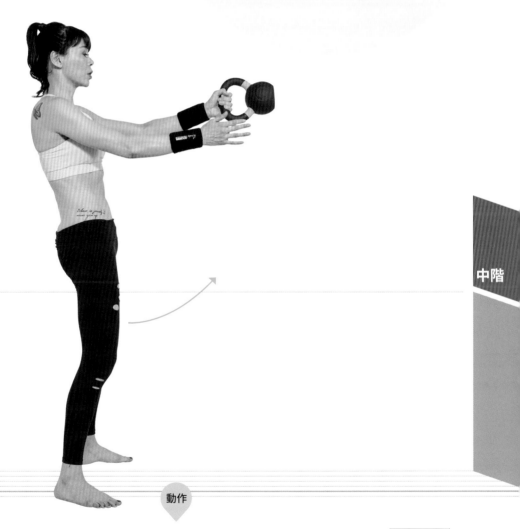

動作

4.再接著重複進行盪壺。

持壺捲腹

訓練次數

以10下為1組，
進行2組訓練

訓練部位

核心（腹部）

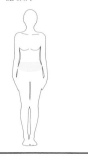

●建議找專業壺鈴教練上課
　後再自行練習。

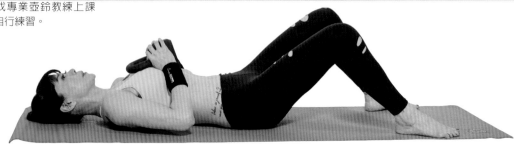

動作

1.仰臥，壺鈴擺至胸前位置，
　雙腳屈膝。

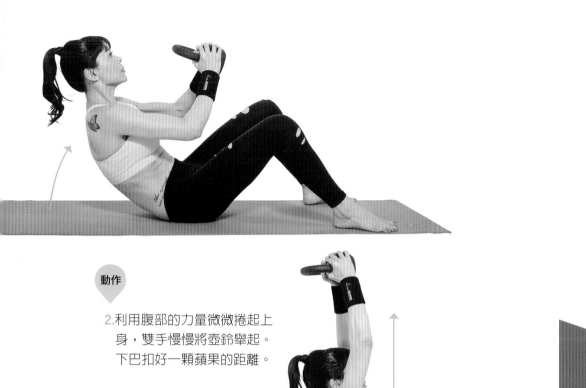

動作

2.利用腹部的力量微微捲起上
　身,雙手慢慢將壺鈴舉起。
　下巴扣好一顆蘋果的距離。

動作

3.快至頂處後,壺鈴舉至最高
　點,接著再慢慢躺下,肩膀
　落地,吐氣。

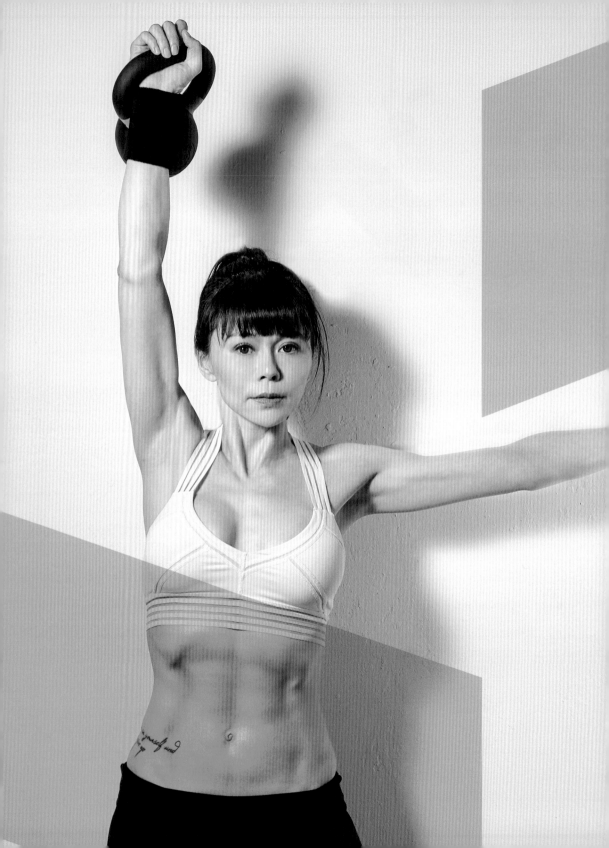

高階
壺鈴訓練

享 受 壺 鈴 運 動 的 樂 趣

Clean & Rack

Clean（挺壺）上膊，訓練肩膀及手臂動作，為轉換動作，主要力量來自於下半身，clean藉由上肢引導力量與慣性帶到一個架式位置（Rack position）。

Rack（架式）是動作和動作間的串連姿勢，屬於休息姿勢；如果壺鈴在右肩，則必須維持右肩微倒向後、右腳微彎，才能達到真正的休息。

訓練次數

左右手各10下，每次3組訓練

訓練部位

全身

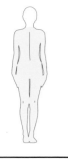

● 建議找專業壺鈴教練上課後再自行練習。

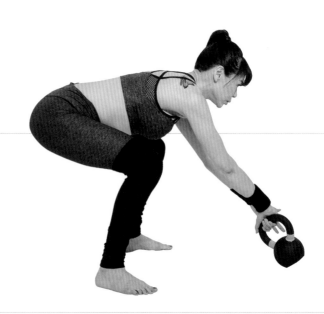

動作

1. 兩腳張開比肩寬略多。肩帶內收下壓，右手抓握壺鈴牛角處，翹起壺底。

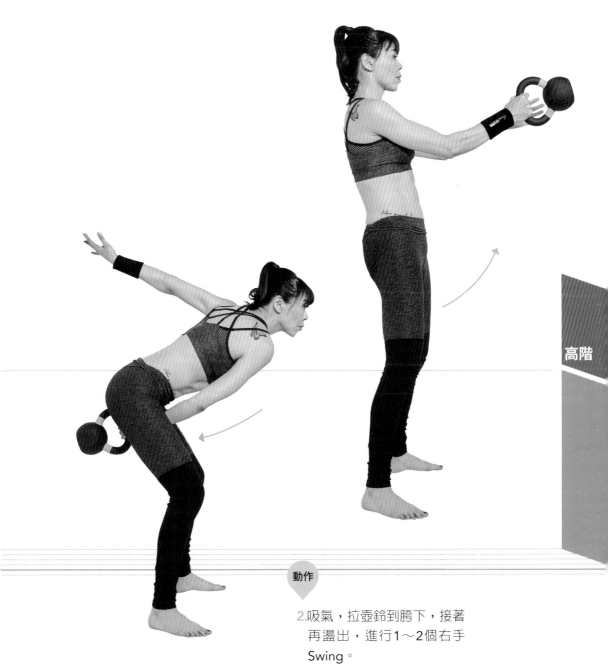

高階

動作

2.吸氣，拉壺鈴到胯下，接著
再盪出，進行1～2個右手
Swing。

接下頁

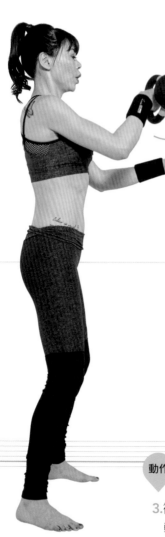
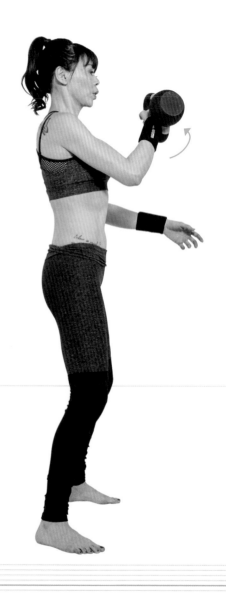

動作

3.待髖爆發出來後,將壺鈴拉近身體、翻轉架到胸口,右肩微倒向後,右腳微彎,讓壺鈴完全落到胸口,身體保持可以休息的姿勢。

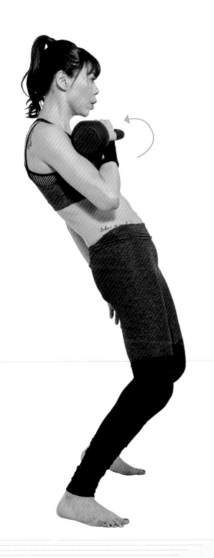

Rack 重點：

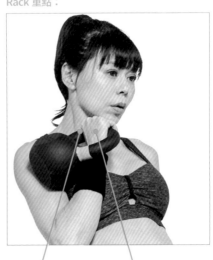

壺鈴的位置躺在胸口，大拇指對齊鎖骨位置。

手應握在壺鈴握把牛角位置。

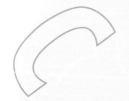

注意事項／訣竅

•Clean 動作盡量讓壺鈴靠近身體，Swing 時瞬間讓壺鈴拉近身體，手臂勿朝前伸直、勿往外拋，快速將壺鈴翻轉回胸口完成 Rack 姿勢。

•記得 Rack 時，單手大拇指對齊鎖骨位置，壺鈴不要太靠外側，避免危險。

肩推
Press

訓練次數

左右各10下為一組。
每次3組。

訓練部位

前三角肌

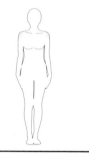

●建議找專業壺鈴教練上課
後再自行練習。

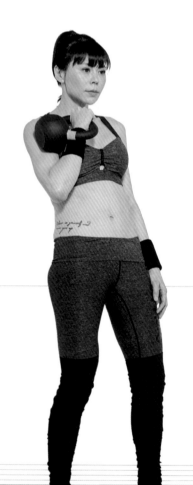

動作

1.從右手的Rack啓動，肩帶
內收下壓。

138

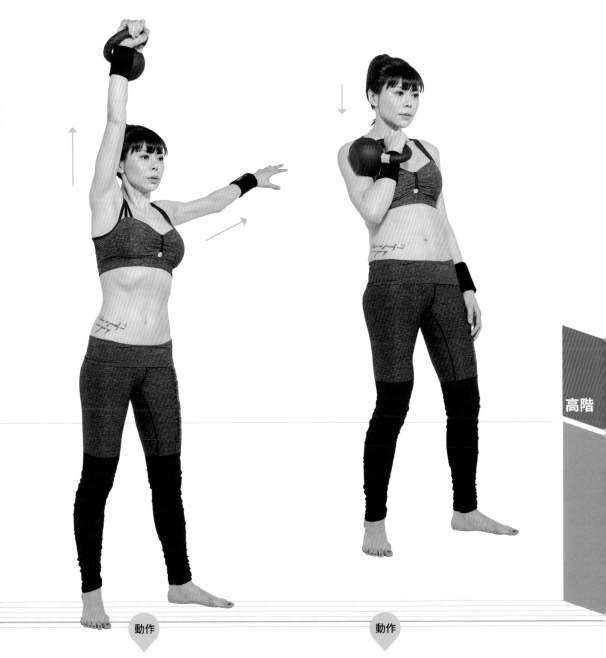

動作

2.吐氣，將壺鈴高舉過頭，
　不要聳肩（肩部不穩定會
　導致肩膀受傷）；右手上
　舉維持3秒，左手同時往外
　伸直，維持平衡。

動作

3.吸氣，壺鈴垂直落到肩
　膀，右肩微微往後傾倒，
　壺鈴回到右手臂上回到
　Rack動作。

139

Rack Squat & Press

架式深蹲加肩推

注意事項／訣竅

下蹲時，膝蓋勿超過腳尖，身體勿朝前傾斜。

訓練次數

左右各10下為一組，每次2組。

訓練部位

全身

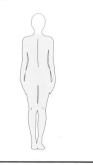

● 建議找專業壺鈴教練上課後再自行練習。

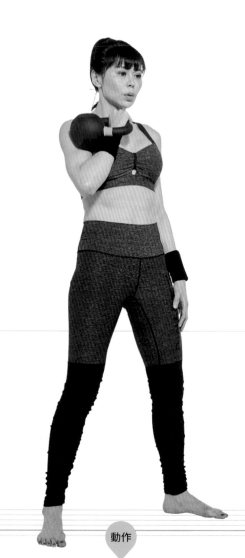

動作

1.從右手的Rack位置起動。

140

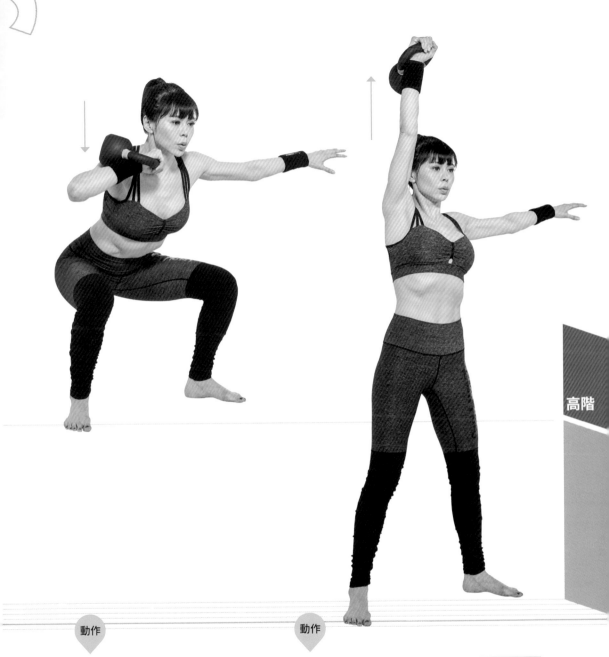

動作

2.吸氣深蹲向下，右手Rack
　外展，手肘與地面平行，
　左手同時平行伸出，維持2
　秒。

動作

3.頂髖往上站直，同步做一
　個肩推Press，維持3秒後
　回到動作1的Rack架式。

Side Swing

訓練次數

左右當一下，進行
15-20下一組，進行3組
訓練。

訓練部位

核心肌群
腹內外斜肌

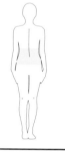

● 建議找專業壺鈴教練上課
  後再自行練習。

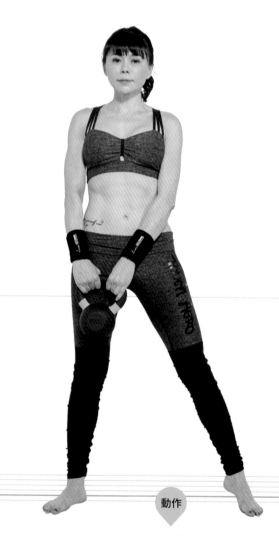

動作

1. 雙腳張開比肩略寬，先將
   壺鈴置放在右大腿前。

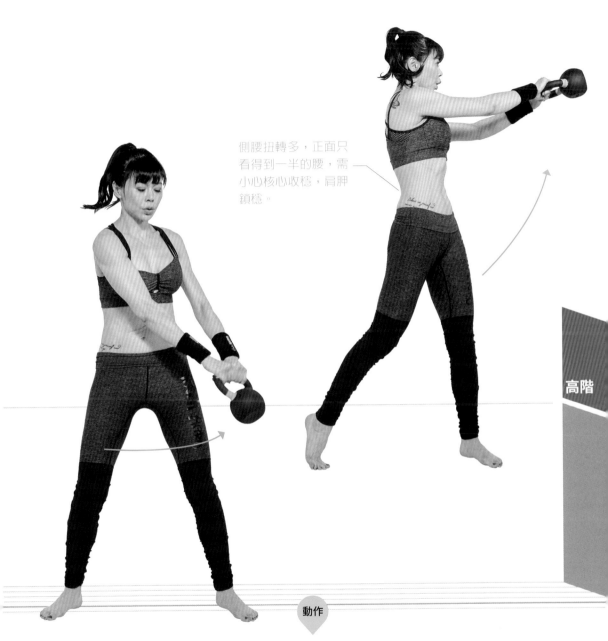

側腰扭轉多，正面只
看得到一半的腰，需
小心核心收穩，肩胛
鎖穩。

動作

2.旋轉右腰，右腳踮起，順
　勢將壺鈴朝左盪。

接
下
頁

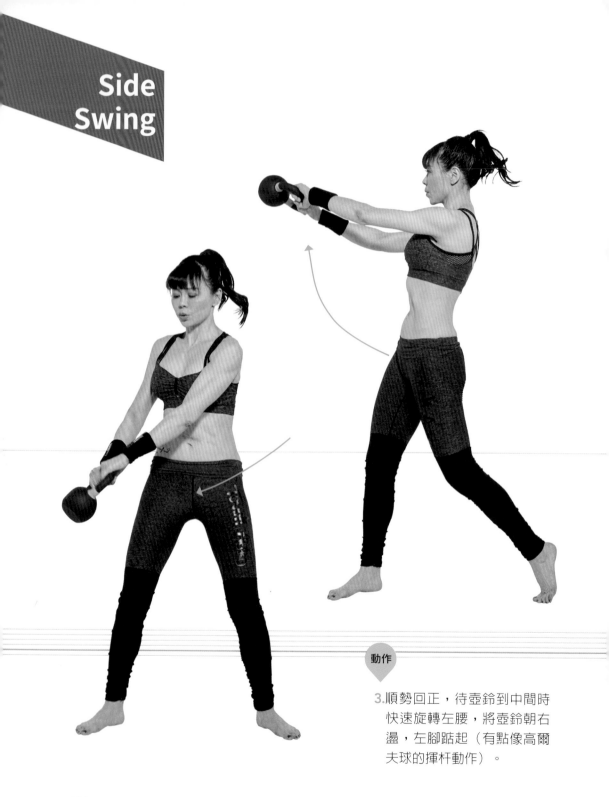

動作

3.順勢回正，待壺鈴到中間時
　快速旋轉左腰，將壺鈴朝右
　盪，左腳踮起（有點像高爾
　夫球的揮杆動作）。

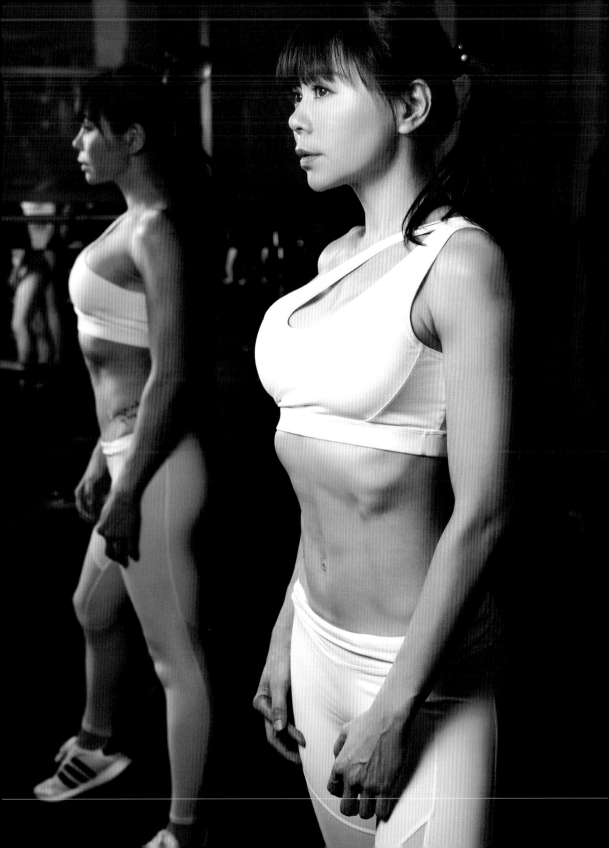

俄羅斯
轉體

剷除腰內肉必練!!

訓練次數

左右當一下，進行
15～20下一組，每日
進行3組訓練。

訓練部位

腹內外斜肌
核心

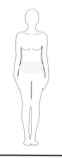

●建議找專業壺鈴教練上課
後再自行練習。

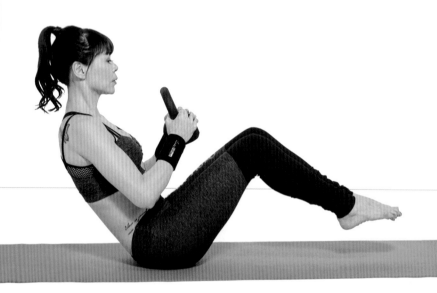

動作

1. 採坐姿，雙手緊握住壺鈴，雙
   腳離地，身體稍微往後躺，收
   下巴，保持腹部收緊。

注意事項／訣竅

動作之前記得肚子繃緊，
才能拉高肌肉感受度，速
度不要過快。

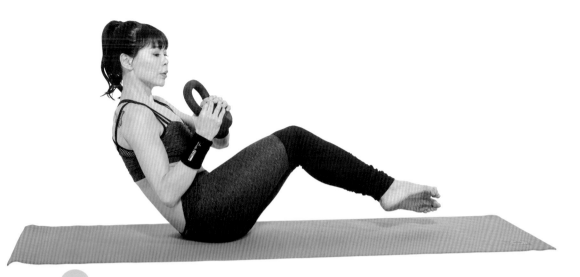

高階

動作

2.肚繃,手握壺鈴,身體微
倒向右,手向右,右臀離
地,雙腳屈膝併攏向左。

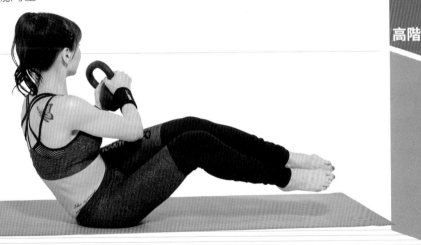

動作

3.回正,身體向左旋轉,左
臀離地、雙腳屈膝向右。

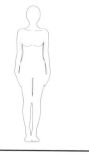

法式推舉

訓練次數

10下一組，每3日進行3組。

訓練部位

肱三頭肌

● 建議找專業壺鈴教練上課後再自行練習。

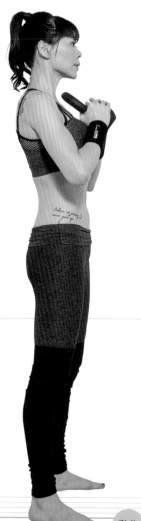

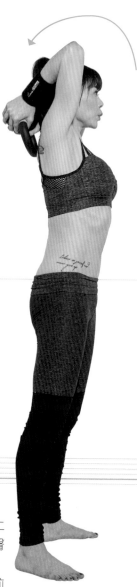

動作

1. 站直，雙手虎口握住壺鈴轉角，抱住球體，將壺鈴擺在胸前預備姿勢。

動作

2. 手臂上抬，將壺鈴上舉至後腦勺，肚吸臀夾，保持身體穩定；注意，鷹嘴突應朝前窄距。

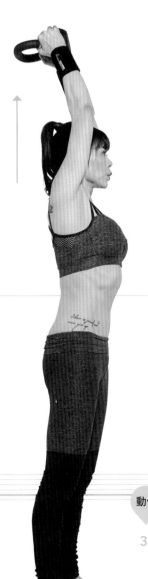

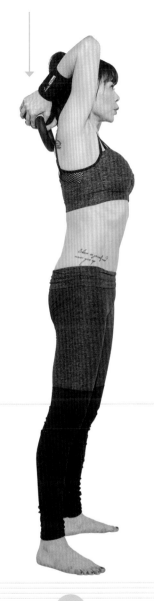

高階

動作

3.吐氣，手臂向上伸
直，將壺鈴舉至頭
部上方，維持1秒。

動作

4.吸氣分三段往下，慢
慢將壺鈴回放至原本
頭部後方位置，完成
動作。

壺鈴平舉

說明：
穩定肩膀動作能力及握力訓練，學會控制壺鈴

訓練次數
左右各3次為一組，每日進行3組訓練

訓練部位
肩膀
手腕

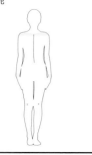

● 建議找專業壺鈴教練上課後再自行練習。

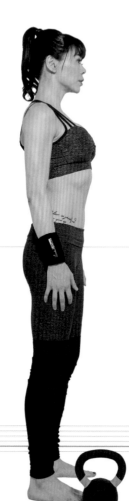

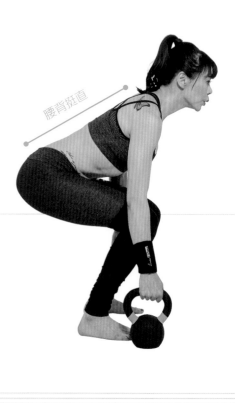

腰背挺直

動作

1.壺鈴擺在右腳旁，雙腳微開。

動作

2.深蹲，腰背挺直，以右手握緊壺鈴。

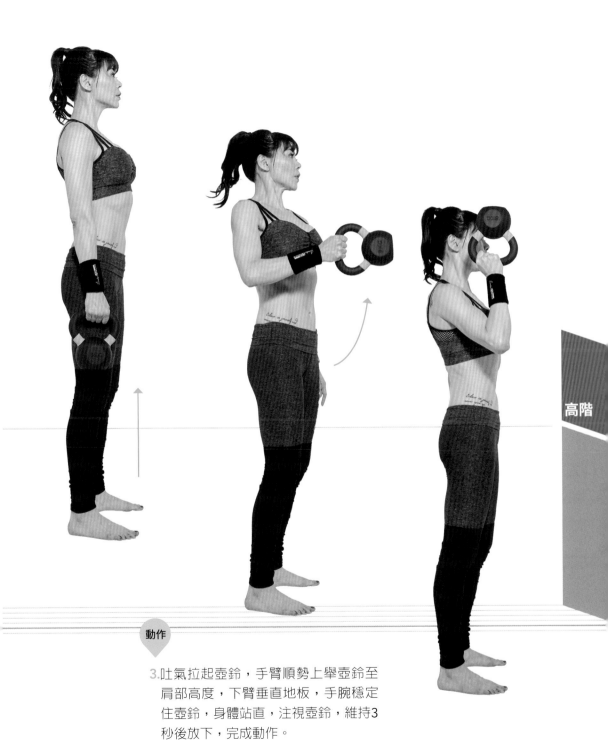

動作

3.吐氣拉起壺鈴，手臂順勢上舉壺鈴至
　肩部高度，下臂垂直地板，手腕穩定
　住壺鈴，身體站直，注視壺鈴，維持3
　秒後放下，完成動作。

Face Pull

說明：
為訓練snatch抓舉的前置訓練。

訓練次數

左右各10下為一組，
每次3組。

訓練部位

闊背肌
菱型肌
斜方肌中段
後三角肌等

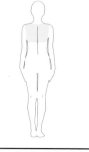

●建議找專業壺鈴教練上課
後再自行練習。

動作

1. 壺鈴握把垂直身體，
   擺在雙腳前方，右手
   握住壺鈴，翹起壺
   底。

動作

2. 吸氣，將壺鈴拉至
   胯下，屈髖後髖爆
   頂出，先做1～2個
   單手Swing。

注意事項／訣竅

face pull 回正時，壺鈴勿遠
拋，垂直向下即可。

動作重點：

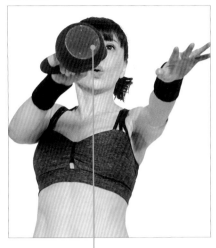

壺鈴應拉至臉正前方位
置，從正面看，壺鈴應擋
住臉。

高階

動作

3.順勢將右手壺鈴拉高到臉部高度，
右手肘向外擴展，左手放鬆，再回
正，完成一下動作。

抓舉
Snatch

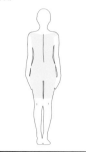
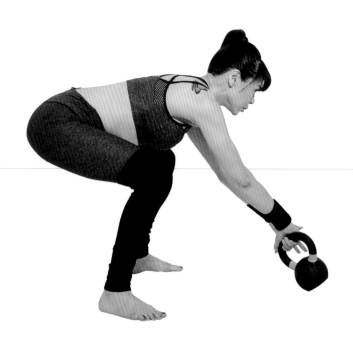

動作

1.壺鈴握把直放在右腳尖
前方，右手扣住壺鈴牛
角位置，翹起壺底。

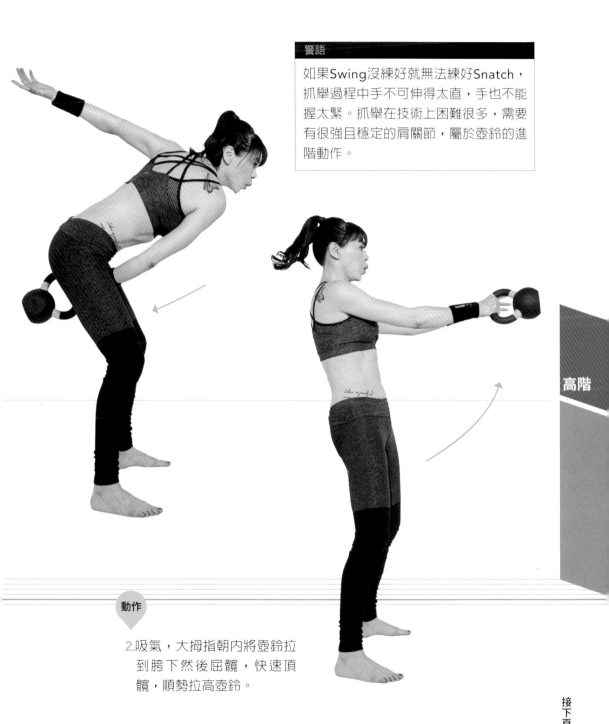

如果Swing沒練好就無法練好Snatch，抓舉過程中手不可伸得太直，手也不能握太緊。抓舉在技術上困難很多，需要有很強且穩定的肩關節，屬於壺鈴的進階動作。

高階

動作

2.吸氣，大拇指朝內將壺鈴拉到胯下然後屈髖，快速頂髖，順勢拉高壺鈴。

接下頁

抓舉
Snatch

注意事項／訣竅
- 當壺鈴過頭時，手肘手腕維持筆直，不可彎曲。
- 利用髖爆發把壺鈴推向過頭位置，還有 Face Pull。
- 手勿握太緊。

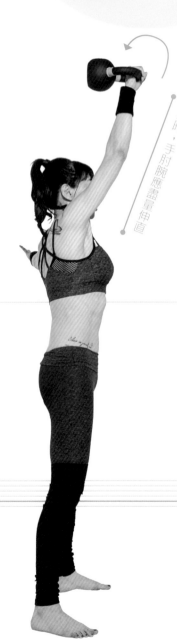

過頭時，手肘腕應盡量伸直

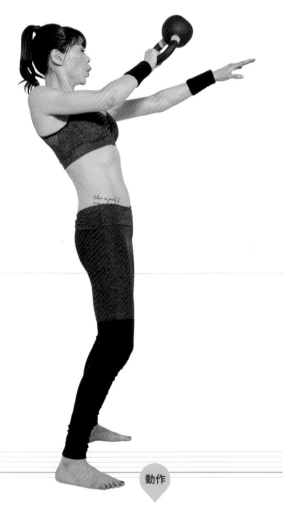

動作

3. 位置超過頭部近11點鐘方向時，翻轉壺鈴lock out上舉。

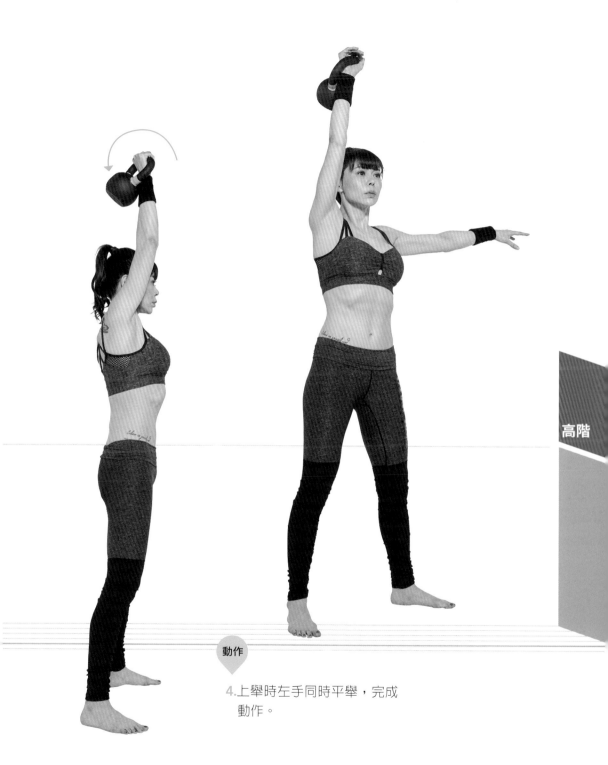

動作

4. 上舉時左手同時平舉，完成
動作。

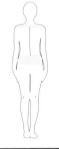

風車
Windmill

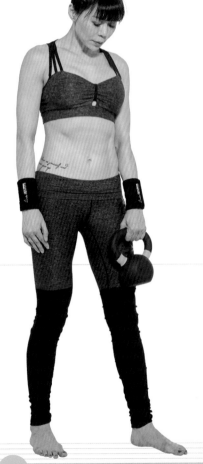

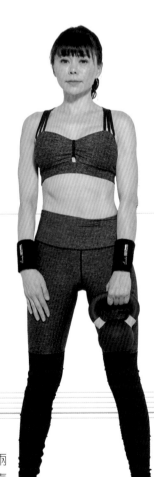

說明：
針對胸椎、腰椎活動度，以及肩胛、肩關節的穩定度訓練。

訓練次數
左右各10下為一組，
每日2組。

訓練部位
肩膀
核心肌群

●建議找專業壺鈴教練上課
後再自行練習。

動作

1.雙腳張開與肩同寬，兩
腳腳尖朝前，左手提壺
鈴擺放在左大腿前。

動作

2.左右腳腳尖同時朝左旋轉
45度。

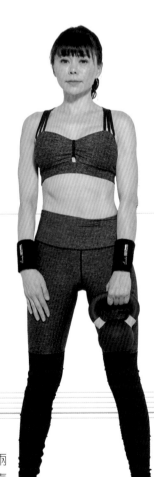

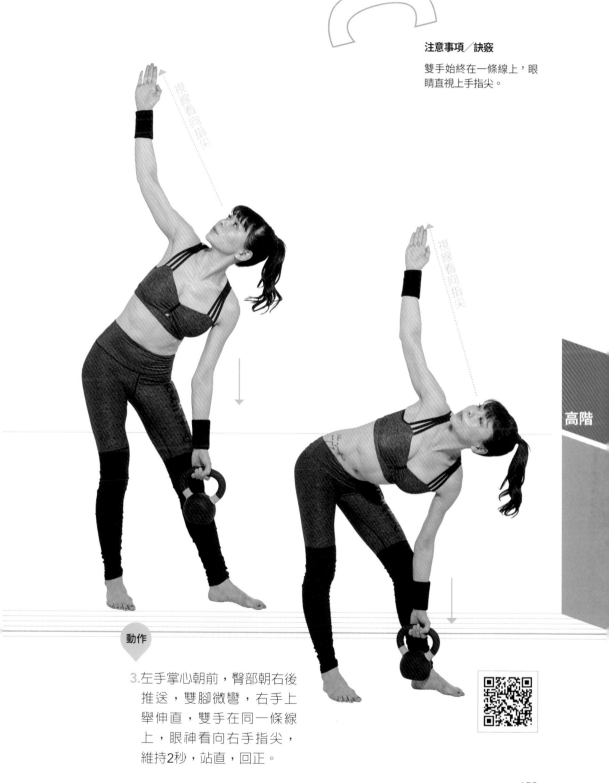

視線看向指尖

視線看向指尖

高階

動作

3. 左手掌心朝前，臀部朝右後
　 推送，雙腳微彎，右手上
　 舉伸直，雙手在同一條線
　 上，眼神看向右手指尖，
　 維持2秒，站直，回正。

土耳其人起身TGU

說明：
針對胸椎、腰椎活動度，及肩胛、肩關節的穩定度訓練。

訓練次數

左右各10下為一組，
每日2組。

訓練部位

全身

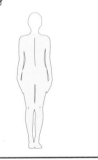

● 建議找專業壺鈴教練
　上課後再自行練習。

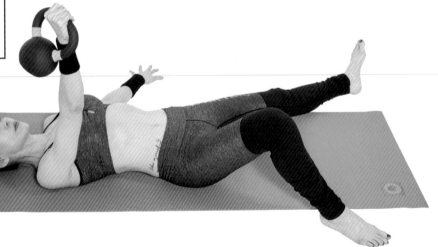

動作

1. 採仰臥姿式，右腳屈腿踩住地板，維
持右腳膝蓋向外，左腳朝左伸直，左
手往左前45度擺好。吐氣，右手舉起
壺鈴，右肩lockout，維持核心穩定。

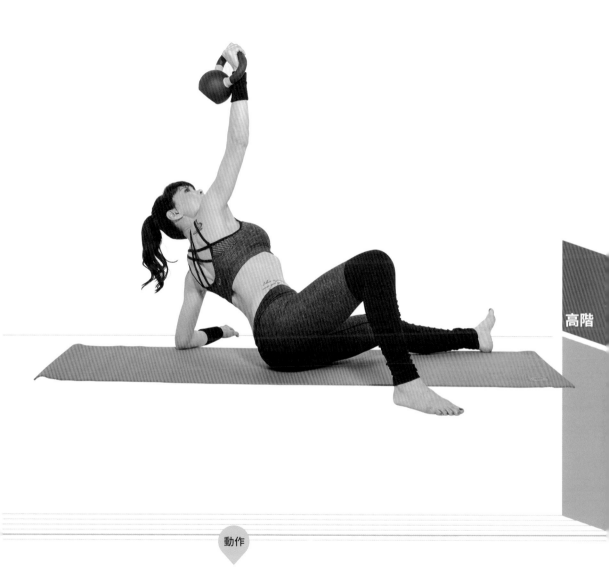

動作

2.先用左手手臂撐起上半身，胸口朝前挺出，右手維持伸直。

接下頁

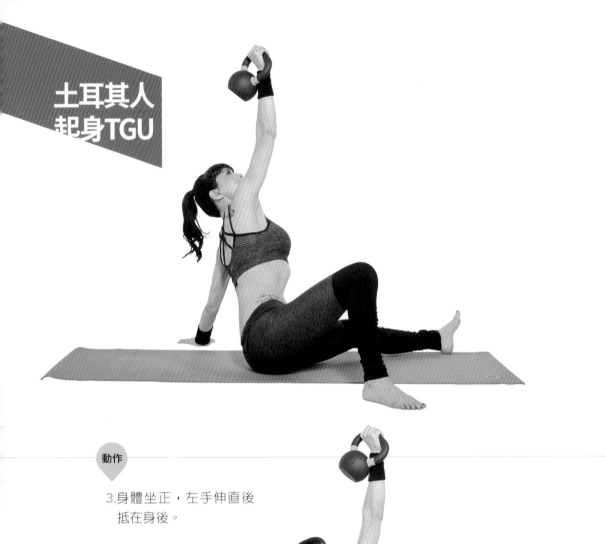

動作

3.身體坐正，左手伸直後
　抵在身後。

如果壺鈴已經學得差不多上手，可以試著將多個壺鈴技巧連續動作，練習較長時間的綜合性訓練！非常有趣又有成就感喔！

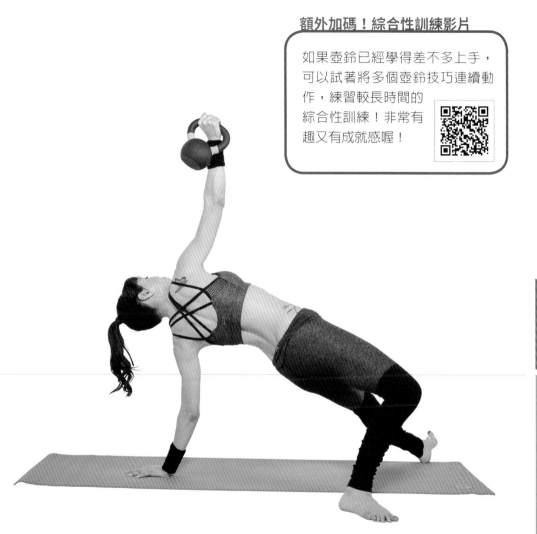

動作

4.利用左手、雙腳撐起身體頂髖推，右手維持高舉壺鈴，左右手呈一直線。最後依倒序回到最初姿勢，完成一次動作。

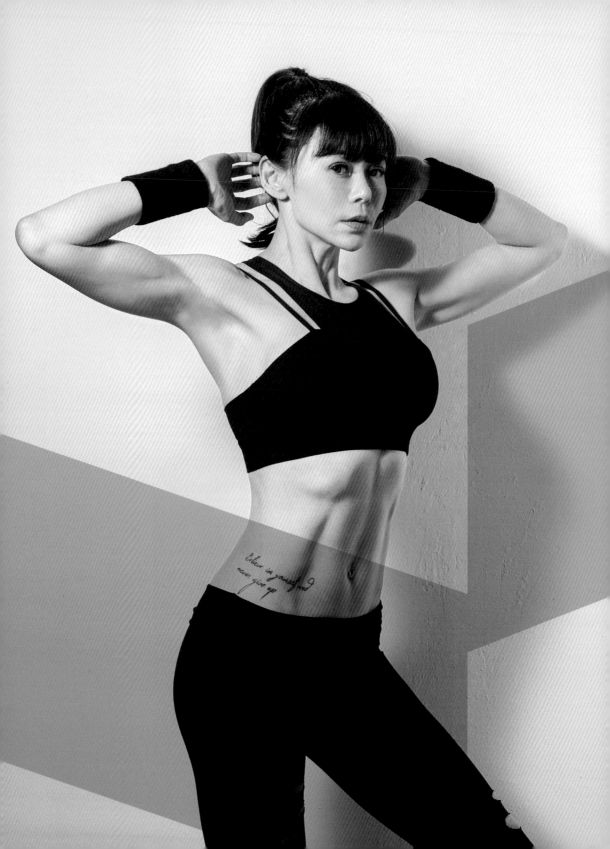

Chapter 6

學員們的
親身見證

我 們 都 做 到 了 ，
你 一 定 也 可 以 ！

不要害怕自己會胖一輩子，
運動給妳全新的自我。

1號見證者

龍心

年齡：33 歲	運動時間：7 個月
腰圍：少 4 吋	臀圍：少 7cm
大腿圍：少 6cm	體脂：少 8%

　　回想起2011年時，我正在孕期尾聲，身高158公分的我體重飆到人生最高峰八十幾公斤，也因為怕生完一樣胖，所以做月子時根本不太敢進食，月子餐每餐都只吃1/2，甚至更少……生產完一星期後，體重降了很多但依然有65公斤，體態看起來更像七十幾（當時應該是體脂飆很高，不敢量測……），而且竟然穿不下生產前的任何一件衣褲，連外套都只能穿上去卻扣不起來……（那時還是冬天，外套扣不起來有穿等於沒穿了）。

參加壺鈴課的契機

　　夜深時，我常看著鏡子裡的自己，終於明白人家說的──生產完身材會全跑掉，是真的！常常看著自己身上鬆垮垮的肥肉，默默掉了

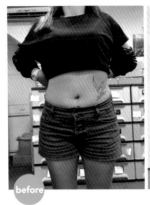
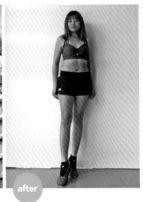

很久的淚水，卻不敢讓老公發現……也因 衣褲都穿不下，只能買加大尺碼的穿（當時要穿到XXL），漂亮的衣服都穿不下，只能買穿得下的衣服，對於愛漂亮的我來說真的很難過；當時生產完去店面看衣服，店員還問我懷孕幾個月了……我只能小小聲回應：「我生完半年了。」便默默走出去，不敢再逛了……從那刻起，我不愛逛服飾店了，因 沒有我能穿得下的衣服……。

身上這些鬆軟軟的肉，讓我6年來靠著寬鬆的衣服，穿修身褲子掩飾，但每天洗澡時，卻無法再掩飾這些存在很久的鬆垮肉，我常邊洗澡邊哭，洗完還要假裝沒事（事實上眼皮很腫），其實老公知道我難過自己很胖，所以有特別 訴我的家人，不要在我面前嫌我胖，我會傷心（我是幾年後才知這件事）。

直到2016年，我看到FB有Linda老師的美腹粉絲團，我覺得我應該有救了！但還是不敢報名參加，於是我從2016年7月～2017年4月在家看老師FB分享的運動影片，每天運動30分鐘，雖然體態終於有hold住了，但體重體脂依然沒什麼變化，所以，只好鼓起勇氣、搶破頭的

報名成功了！在2017年的5月，開始跟著Linda老師動次動，老師幽默風趣的授課風格，讓害怕上課的我輕鬆許多。

接觸壺鈴之後的改變

上了一期3個月後，我的身型漸漸改變，同事和家人都覺得我瘦了，內心相當快樂，比中樂透還開心！我持續報了第二、三期，上二期時我還多報名了壺鈴課，老師說甩壺鈴1分鐘可消耗20大卡，一聽到開心到睡不著，因為我不愛跑步，所以壺鈴可以達到燃脂的有氧效果。

現在，我每天都做核心和壺鈴的交叉運動，瘦得快又有線條！我在運動過程中很快樂，有老師的專業教導和細心調教，更有一群目標一致的學員們互相鼓勵，讓我在這裡快樂運動、開心變瘦。我想大聲跟全天下當媽媽的人說：「如果妳現在和我當時一樣，因 胖了覺得沒自信、覺得很沮喪，千萬不要害怕自己會肥胖一輩子，試著跨出那一步，給自己一個機會，讓運動給妳全新的自我。」

運動如果可以變美、變健康有誰不想要呢？運動不嫌晚，只怕妳不動而已，與其花大錢吃大餐囤積脂肪，倒不如花小錢燃脂運動又可變健康水水。感謝自己遇到了Linda老師，沒有她就沒有現在重生的我，對學生老師永不放棄，只希望大家比她更好、更進化。

老師I Love you！

一天 3 分鐘，
牛仔褲從 L 號穿到 S 號

2 號見證者

郭怡甄

年齡：41 歲	運動時間：1 年
腰圍：少 4 吋	臀圍：少 7cm
體脂：少 3%	

　　產後的媽媽們大多都是肚子肥胖，好加在台灣的服飾設計很多都可以遮住肚子，但是，當我們進入浴室洗澡的那一霎那，胖肚子就在脫掉衣服後出現了⋯⋯看見自己的身材時，老實說心情真的會很低落，看到家人也不太想說話。

參加壺鈴課的契機

　　某日看到Linda老師的FB正在招生健身課程，我立馬報名！但好笑的是當時有學生，卻沒教室可上課，我也曾懷疑是否被詐騙了。不過是因為當初老師才剛開始要授課，教室不好找，但即便如此，老師沒有放棄且順利的開班了！上課後我遵照老師說的飲食方試用餐，第二週上課量體重時，我的體重就掉了三公斤！同學問我是否都沒有吃東

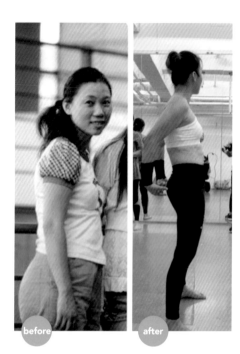

before after

練壺鈴之後，不但腰瘦了，腿後的肌肉緊實，臀部更翹。

西？我回答：「我今天還和哥哥及老公一起去吃了吃到飽的火鍋。」且肚子真的有消了一些。

老師有著不服輸和不放棄的個性，當我和同學們動作做不好時，會細心指導且一直不斷的鼓勵，讓我們覺得：「連老師都沒放棄我們了，我們怎麼可以放棄自己！」前年，老師開始接觸壺鈴，我看到時嚇得要死，是什麼運動要拿那麼大一顆啊，還老是讓手臂黑青？老師笑笑的說：「壺鈴啊！這很好玩的。」她是沒看到我滿臉的黑人問號嗎？？？

老師開始讓我們接觸壺鈴並參加協會研習壺鈴。考上證照後，就開始教授。沒想到同學的反應很熱烈！而且也真的讓同學的體脂肪開始

下滑。有個同學的身型改變得非常明顯，因為她的五官非常漂亮，但是身型有點壯碩，可是漸漸地，我發現她體型越來越健美！我好奇詢問她是如何做到的？她告訴我：「就每天甩壺鈴啊！」她一開始一天甩不到1分鐘就非常累，慢慢地可以一天甩3分鐘，所以身型也一直在改變。

甩壺鈴也算是間歇運動的一種，對於消除體脂肪非常有效。我想，一天3分鐘的時間她有，我也有！所以我開始在洗操前也甩3分鐘的壺鈴，不用久只要3分鐘。現在變成我進到教室裡，就有同學來詢問：「你是怎麼瘦的！」那種感覺真的是很好。

接觸壺鈴之後的改變

接觸壺鈴後，我也開始覺得壺鈴很可愛，壺鈴不是只有甩而已，還有很多的動作可以訓練不同肌群，尤其是很難瘦的腿後和屁股。當腿後的肌肉緊實了，屁股自然就會翹了。以前我因為屁股大都要買L號或是38吋的牛仔褲，現在都可以穿到S號了，老公還說可以再穿小一號，合身點會更好看（男人還是喜歡女人翹臀的）。自己的身型變好，心情也會變好，對待家人當然更是和顏悅色。

老師常常跟同學分享一天運動不要超過30分鐘，原因是不要因為運動造成自己太大的壓力，運動是要開心的，不要為了一斤兩斤在那計較，搞得自己心情不好，整天擺臉色給家人給小孩看。媽媽開心，全家就開心！我也常看到學生參加課程、量完體重後心情十分沮喪，其實身型的改變是需要時間的，不是上了一兩堂課後就馬上見效，肥肉在你身上多久，你就要給自己多少時間來消滅它！一起加油吧！

告別產後下半身肥胖，重啟快樂人生！

3 號見證者

香如

年齡：38 歲	運動時間：9 個月
腰圍：少 6 吋	臀圍：少 5cm
大腿圍：少 14cm	體脂：少 9%

　　我原本生完女兒後，在餵母乳時期曾一度瘦到55公斤，以為不餵母乳後，也一直會維持現況，但我很愛吃美食，沒忌口的後果就是胖到65～66公斤！因下半身肥胖，我也試過自我訓練減肥，利用慢跑、有氧等方式讓自己瘦身，但效果有限，便放棄治療，把心思幾乎轉移放在小孩身上；照相時照片也從來不會是自己，而是小孩和老公。

參加壺鈴課的契機

　　有一次看到社團裡，蛇寶媽廖珮蓉上過Linda Lin老師的課而瘦身成功，我看了很羨慕，再加上她的號召，體驗過老師的一堂課後，我決定給自己一個機會，加入運動行列。由於剛開始上課時是接觸老師的墊上核心，我都咬牙努力做到標準，但一直唉唉叫，一路叫到下課。

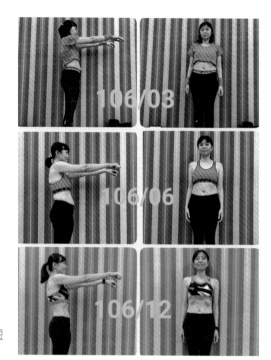

開始上 Linda 老師的課之後，短短幾個月間，身型的驚人改變。

不過，我相信自己一定可以度過剛開始的痛苦期！因為看著其他學員變瘦、變結實，就是我未來的目標。因為是初期，想讓身體慢慢適應，沒有認真地訓練，加上飲食跟之前一樣，沒太多改變。所以剛開始的成效並沒有想像中的那麼理想，但我有一顆堅決的決心，讓我堅持下來，在第一期後瘦了2到4公斤（來到62、63公斤），體脂肪從33降到22%，腰圍從85變成77公分，臀圍從95變成93公分，大腿圍從62減到58公分。

第二期，因為想要變更漂亮及不想要認輸 (來上課的學員都很強啊)，信心就隨之而來。經過前面的陣痛期，老師上課的每一個核心動作已經慢慢可以跟上，但太多澱粉的食物會影響訓練成效，所以也開始忌口，橫牙一咬，放棄我最愛的麵類跟麵包食物。然而，這期因

為有壺鈴的加入，對我的下半身型有極大改變！因為甩壺鈴會使我臀部變緊實，利用壺鈴做深蹲，使大腿內側的贅肉消除不少，壺鈴的訓練更使手臂有線條，再加課後老師交代的功課我做到30分鐘以上，改變的速度沒有很快，但因有持續運動漸漸地身型又離目標更近一步。

接觸壺鈴之後的改變

我還是會繼續努力，因為Linda老師是我的終極目標！儘管還差得遠，但就是努力再努力向前進。也越來越相信上老師的課可以讓我變更漂亮，更下決心要跟著老師的步伐走。只要到教室量體重和體脂時，又比上次更進步，我都會衝到老師面前說：「老師我有瘦哦！」最後到學末量真的突破60公斤……體脂肪再次從31降到28%，腰圍從76減到72公分，臀圍是92變成91公分，大腿圍從57變55公分，我又再次尖叫跟老師說又瘦了。

第三期開始，運動已經變成日常，真的就是因為身型變化了，就有持續運動的動力，每週有3～4天，不是甩壺鈴的無氧運動，不然就是老師給的墊上功課；就算上課請假，我一定找老師補課，這期間有出國旅遊，我出去前量了體重是56公斤，然後就飛出去吃喝玩樂，回來後又經過雙十連假，再次上老師課量55.6公斤，不蓋大家，我真的是跳起來歡呼：「喔耶！」體脂肪降到24%，腰圍70公分，臀圍90公分，大腿圍48公分，老師說我已經是易瘦體質了，但居然出國玩還可以瘦！我聽了真的非常開心！

自從有Linda Lin 老師的教導和訓練，我開始有馬甲線和水蛇腰，壺鈴運動讓不愛有氧Tabata的我多了一項選擇。現在，跟著老師的步伐運動，已變成日常生活中的一部分，更開啟了我自信快樂的人生。

壺鈴改善了我的氣喘症狀

4
號見證者

Fanny

年齡：38 歲	運動時間：5 個月
腰圍：少 5 吋	臀圍：少 11cm
大腿圍：少 8cm	體脂：少 9%

　　我從小就是個嚴重之氣喘兒患者，支氣管、免疫系統皆有問題，長期服用類固醇，導致新陳代謝差，臉色暗沈且下半身水腫，雖不排斥運動，學生時代會打籃球、羽毛球，也喜歡游泳，可是一旦到了季節交替時期，幾乎都要服用氣喘相關藥物，因此運動也都無法長時間持續。

參加壺鈴課的契機

　　2017年，看到閨蜜參加Linda老師的核心＋壺鈴課程，我開始追蹤Linda老師的FB粉專，透過粉專看老師分享核心課程影片，也常會有直播示範。閨密告訴我，老師上課皆會親自示範動作，旁邊還有助教協助，回家後更有上課影片可看，且要做功課打卡。由此可知，老師

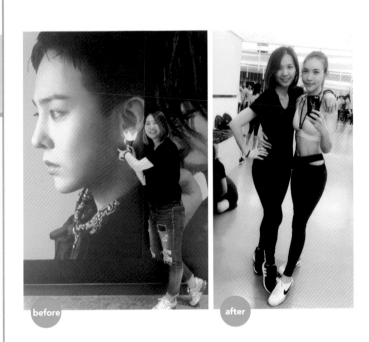

before after

練壺鈴不光只是看起來帥氣，身型的改變更讓人雀躍。

的課程非常重視學員們動作是否都確實，不止只有上課才動，回家也要自主訓練。

其中特別是壺鈴讓我更加好奇，小小一顆壺鈴似乎功用很大，常看國外名模都在甩壺鈴，很多workout影片都有壺鈴影片，印象深刻的是老師出國在海邊沙灘上甩壺鈴，覺得好帥！而後又看到老師在FB粉專分享閨蜜上壺鈴髖爆發的標準動作後，完全激起我想報名的意願。

課程會先教基礎核心、啞鈴及基礎的徒手髖爆等動作（硬舉、深蹲），大約二個月的時間，讓大家有基本的觀念才會開始上壺鈴課

程。老師一定親身示範，分解每一個動作，也會重現常出現的錯誤動作，來讓學員們分辨。練習時會採分組輪流進行，好讓老師糾正及確認每位學員動作是否紮實；下課或者自主訓練時，若有不懂之處皆可以請教老師或助教，都會得到細心的回覆及指導。

接觸壺鈴之後的改變

從開始接觸壺鈴後，我每天的自主訓練會先以核心啓動肌肉後，主訓練以壺鈴為主，壺鈴是無氧跟有氧交替，可以達到快速消耗熱量，提升心跳的運動。我從每天雙甩6組（每組1分鐘，休息30秒），加上壺鈴硬舉及深蹲交替來加強下半身肌肉，一直持續到現在可以每天15組，或連續20分鐘不落地，皆游刃有餘。

半年下來，下半身成效顯著，最主要功臣非壺鈴莫屬！再搭配飲食控制（吃原形食物，補充大量蛋白質），目前身體也越來越好，至今也都沒有犯氣喘，氣色也越來越好。

我正朝向凍齡的
目標往前走！

5
號見證者

Kelly

年齡：45 歲	運動時間：7 個月
腰圍：少 2 吋	臀圍：少 7cm
大腿圍：少 5cm	體脂：少 4%

　　我臉蛋不大、肩膀不寬、雙手臂纖細，坐在初識友人面前必是身材適中的大齡女子，然看到我站起來的那瞬間，說我身材不錯的人，應該很想回收對我的稱讚！對的，我擁有大部分女性不喜好的「梨形身材」，雖然不排斥運動，但永遠是三分鐘熱度，加上暴飲暴食的釋壓習慣，沉迷躺床滑手機的晚安操，身型、氣色更隨著年齡生理代謝問題，日漸變樣，然我完全安於現狀（其實是完全放棄）。

參加壺鈴課的契機

　　就在某一個滑手機的夜晚，初見Linda老師甩壺鈴的視頻，當下被Linda老師甩壺英姿所吸引，訂閱「追蹤」觀看Linda美魔女粉絲團動態一個月後，渴望甩壺鈴念頭啟動，填下報名表等了兩個月，終於在

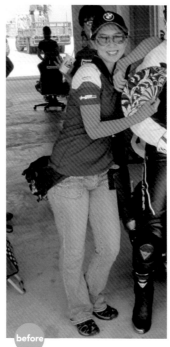
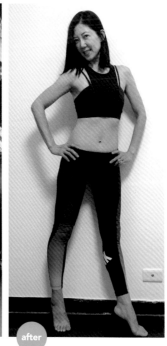

2017年6月開始腹肌撕裂核心課程，7月份加入週日壺鈴三週班訓練。

坦白說，對於沒有核心基礎的我，在課程初期只有跟「惰性」彼此拉扯，沒有肌力的情況下，8kg壺鈴單手硬舉，就是咬牙硬扶到頭頂上，再切齒的扶到地面下～～但，帥氣甩壺鈴初衷還是深植我的內心，加上實地目睹Linda老師帶領學姐們甩壺的帥爆英姿後，終於在9月初，我擊碎心中惰性頑石，開始每天認命的拿壺鈴做負重、法式推舉及Swing練習，從10下、20下慢慢增加動作次數，如Swing100下加長至300下等；在9月結業時，驚見自己的鮪魚肚隱約有腹斜肌影子（學對髖爆發，真的超有用）！

接觸壺鈴之後的改變

　　再者，空閒時就做芭蕾舞或持壺等深蹲動作，男友也說我的大腿後側變緊實，橘皮紋感覺較不明顯，在純粹想要「流暢、帥氣甩壺鈴」的動機下，竟意外看到自己腹部以下線條有變化、聽到頑固大腿後橘皮紋變淺！！這是我完全沒有預設的結果。也因此，10月份第二期核心班，我才開始認真看待自己的身型，維持10分鐘的Swing、硬舉等壺鈴動作，於是，我每日喚醒肌群有氧運動，再進行30分鐘無氧核心動作，期間我買了自拍器三角架（hen重要）來拍攝我的詭異動作，看完再逐一修正，讓動作到位，也同步保護身體不受傷。

　　在去年11月底Linda老師召集旗下各班的甩壺女漢子，進行甩壺鈴集訓，一同進行15～20分鐘變化式甩壺不落地的挑戰，沒想到竟全數達陣，這就是團體班的魅力所在～大家說好不輕易放棄，更體會到甩壺鈴可以把腦袋放空的樂趣。甩壺真的沒時間亂想，解悶良器！

　　因為甩8kg壺鈴啟動我全身肌群，再結合各類器具，進行核心強化運動，搭配乾淨（原形）飲食，穿著褲頭逐漸變鬆的長褲，明白在我不設限、不給壓力的運動習慣下，已實際回饋在我的身型上，我也正朝著凍齡的目標往前走！過去只懂得用物質生活來包裝自己空缺的另一面，現在，跟隨用心教學、帥氣爆表的美魔女Linda老師，讓我愛上甩壺鈴及核心運動，學會從虛實的空間走出來，認真的面對生活，期待再為自己，創造一樁佳績。

將 10 年的陳年脂肪，
退還給歲月！

6
號見證者

郭雪玲

年齡：47 歲　　　　運動時間：2 年多
腰圍：少 7 吋　　　臀圍：少 8.5cm
大腿圍：少 4.5cm　體重：少 4 公斤

　　猶記二十多年前，我由中國大陸踏上寶島，也從天堂掉入地獄，經由不少貴人扶持，轉輾爬回人間。轉眼47歲，人生已近半百，責任雖了韶華已逝。而被上天用心栽培的我，選擇在人生後半場中，把自己當作女王經營。充實內在、改變外在，不求捷徑，只求再次做回掌舵命運的快樂女王，讓人生無缺憾、讓生命重煥耀眼光芒！

參加壺鈴課的契機

　　對壺鈴初次印象是在2016年初，我親眼見證僅過一個農曆年，Linda教練的腹肌經由每天甩壺鈴愈加明顯。爾後好奇寶寶的我，在Linda老師循序漸進之教導下，2017年8月26日便開始每天在家自主訓練：從起初的8kg壺鈴每天連甩10分鐘/組、至一週後12分鐘/組、

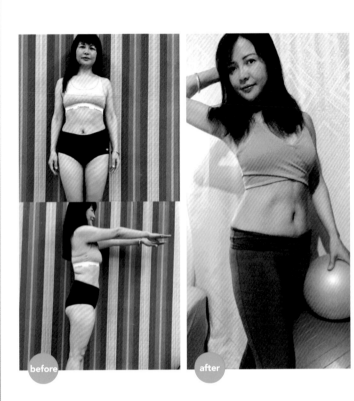

before

after

檢附下表，為追隨 Linda 教練至今，兩年多之身型進化錄

時間	體重 (KG)	腰圍 (cm)	臀圍 (cm)	大腿圍 (cm)
104/10/08	56	83.5	95.5	54.5
105/05/08	52	75	89	48.5
106/10/22	52.5	68.5	89	52
106/12/16	51.6	66	87	50

再至半個月後之15分鐘/組。期間我的壺鈴由8kg至綁上加重器變9.5kg，再直攀10kg，每天連甩15分鐘/組，和壺鈴近距離不傷膝蓋的有氧運動，加之其他無氧加重運動，少則20分鐘，多則1.5小時。

就這樣，搭配乾淨飲食（吃食物原形，禁精緻澱粉），在這般狂轟亂炸魔鬼式自我訓練及頑強意志力的交纏中，短短兩、三個月，我便看見了奇蹟——我的手臂變得很有力量，可持8kg壺鈴連續輕鬆做20下法式推舉；可靜態平板連續3分鐘；也可以做難度很高，我一直想做卻做不到的反向捲腹練背肌；還有，我的內衣褲也變大變鬆了，我一直最在意的腰腹部及背部大量堆積的脂肪忽然不見了（如左頁相片）。只是每天Swing連續盪壺15分鐘的一個簡單動作，在不知不覺中，居然可以把糾纏我近十年的陳年脂肪還給歲月，圓我再次擁有二十幾歲時妙曼身材的夢。

接觸壺鈴之後的改變

如今，生性保守的我，敢自信將健美身型秀上FB以美照會友；也敢在47歲高齡之際穿上比基尼漫步墾丁沙灘，與二十幾歲的年輕女孩爭鋒。內心與外形同等健康的我，眼中多了智慧、臉上多了沉著；身邊多了朋友、心中多了溫暖。即使我想要站在TOYOTA旁哭泣，上天都會安排我笑著坐在寶馬上，邂逅美好人性遇見真愛，這，便是我積極投入健身改造自己後的真實人生寫照。

僅以此文，向陽光正面、積極向上、熱心開朗的Linda教練夫婦及所屬美腹天團所有成員致以最高的感謝！

「未來，也許我會直走下坡，
但我相信運動所應證的改善

7
號見證者

紅豆
（小腦萎縮症患者）

　　「我的眼睛怎麼看不見了？！」還記得小六時的某天早晨，我正騎著腳踏車上街採買物品，頓時眼前密怖的黑點一粒一粒的迅速填滿我的視線，直到完全黑暗。當時我心想：「完了……我該怎麼回家？」此時身體伴隨著要死不活的不適，還好，面前若有東西經過，還是會看見更深的黑影，當時的我就靠著這僅存的深邃黑影閃躲車輛及人群，回到了家中，一進家門，我完全癱軟躺在門內……不久後才恢復視力。

　　而後便是開始尋找病因的旅程。去過很多醫院尋找過許多醫生、做了無數的檢查，仍沒有醫生能解答我為何會發生這種症狀及不適？曾有醫生發現我的椎動脈有些問題，但也緊接著跟我說：「那也不可能會這樣……」。也有醫生對我說：「哇～那妳還能活到現在不容易

欸，通常像這樣的話不是被車撞死，要不就自己摔死了」……這、這叫我情何以堪？（雖然醫生說的也滿實在的……）

在一次檢查做MRI時，有位檢驗師發現端倪，對我說：「誒？妳的小腦怎麼這麼小？有醫生發現過嗎？妳平衡有問題嗎？身體有啥特別不一樣嗎？」我心想：「那是日劇吧！我怎麼可能會這樣？」所以僅回以微笑。看報告時，醫生又重複了檢驗師的話，心底浮現了些不安……醫生對我說這症狀醫院恐怕幫不了我，僅介紹我到權威醫院做進一步追蹤治療。

參加壺鈴課的契機

而人總是犯賤的，不見棺材不落淚。自己怯步了、逃避了。我不想去面對自己有可能是這不治之症的病因；直至症狀越來越多，心想還是來去看看吧！找了20多年了，也該解開這謎底了！就這樣，帶著極度不安的心理來到了所謂權威醫院，見了權威醫師……不錯，就是最不願面對的那種不治之症──小腦萎縮。

我傻了，怎麼辦？我有婚姻、有孩子、有工作，我該怎麼辦？我極為無助的呆坐在門診大門口，狂哭的我想著一堆絕望問題……拿著手機亂滑亂滑，看見了補教名師呂捷說的話：「痛苦是比較出來的」。沒錯，這世上比我痛苦難過的人比比皆是，我？算啥？對，這是上天給我的功課，每個人都有痛苦；每個人都有自己的功課。這一定是我要去做的人生功課！人間冷暖情為貴；世事蒼桑越堅強。我要加油！

因此當醫生對我說，雖然沒藥醫，但做些核心運動是有幫助的。核心運動？那是啥？聽都沒聽過！還好，就像上天都把一切安排好似的，我固定的美髮師Bonny超愛Linda老師，她對我說：「妳看有沒有超正？我要變成她！她是我的偶像！我從來都沒這樣瘋過一個人

欸！」我看了一眼，回家後聽了Bonny的話加入粉絲團，慢慢地，開始看到老師的分享才知道——原來這就是核心運動，核心運動居然有這麼多好處，而且最重要的副作用居然是身材也變魔鬼。哇～我也要試看看！

接觸壺鈴之後的改變

接下來的日子，就是每天利用上班時每小時一次，躲在公司又髒又小又臭的廁所裡做深蹲30下，再出來繼續上班，就這樣持續了段期間，神奇的事發生了，我發現頭漸漸不再有劇烈暈眩、手腳也比較有力氣……因為體驗到這些改善，讓我決定請假一段時間，去上Linda老師天團的課！

上了核心課程後又遇見貴人伯容老師。伯容老師真的超有愛，認真專業耐心的指導我的動作，雖然自己無法做一些平衡動作、有時會自動啟動偷懶機制……但她真的很耐心調整著我的姿勢，我想這一定是在貫徹Linda老師的教學堅持！在伯容老師和Linda老師知道我的情況後，更是真心關心著我。在此，我真心感謝老師們對我的關照，謝謝妳們！

隨著課程進行，自己的身體狀況也越來越好。頭不再暈眩、眼睛也比較可以對焦、手足越來越有力氣，最重要的副作用真的是「身材變美」了！真的超級愛自己的！回診時，醫生也說狀況真的有改善喔，很好！找對方法很重要，能夠延緩病程。

花開滿數紅，花落萬枝空；惟存一朵在，明日定隨風。雖然生命總有謝幕時，但如何把功課做好、讓自己了無遺憾、活的精彩是最重要的課題！《生命，才是最值得去的地方》一書裡有段話：人會失去自己的聲音，是因為我們用別人的標準在過生活，那樣的生活怎麼過都

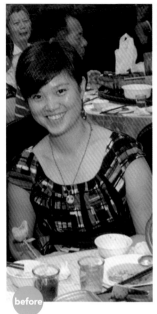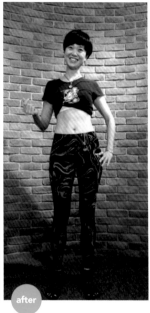

before　　after

不是自己的。

　　未來，也許我會直走下坡，但我信仰自己、努力的生活，讓自己活得精彩。我也會持續練習核心運動，因為我相信我自身所應證的改善，無論有天我動不了了，至少它真的是有幫助的。各位讀者還等啥？動起來吧！也許有人會說有用嗎？最後還不是徒勞無功？但你（妳）有想過，曾經你學習騎腳踏車的那台腳踏車它幫了你什麼嗎？而後為何即使你騎了別台腳踏車，也依然會騎？

　　這是因為你曾經用第一台腳踏車來學習，而後才給你勇氣去探索這世界。那是個起點，也是個字典。

　　人要有本錢，而本錢是什麼？是健康！沒健康什麼都別談！快快搭上這健康核心運動列車吧！

從 XL 變成 S 號，
衣服重買也甘願

8
號見證者

周廖珮蓉

年齡：43 歲	運動時間：1 年 3 個月
腰圍：少 6.7 吋	臀圍：少 20cm
大腿圍：少 13cm	

　　認識我的幾乎都知道，我兒子是試管寶寶，因為藥劑的關係，我懷孕6週時，就胖了10公斤，來到70公斤了，整個孕期不會吐，又胃口好，醫生也沒有叫我控制，直到要剖腹的那天，我的體重來到95.5公斤，對，你沒看錯，我整整胖了35.5公斤！

　　所有的人都告訴我：「親餵會瘦，沒差啦！」但悲慘的是生完後我90公斤，做完月子還有87公斤！（做月子32天內，兒子從原本3450g，喝母奶到出月子中心5000g！）且親餵快一年，體重才少9公斤，到78公斤！我維持這樣的體重直到父親往生後，身心難過引起腸燥症，烙賽N天，掉了7～8公斤（誰想要這種減肥方式啊～），此後70～71公斤就一直陪伴著我！而且我還參加自己朋友的6人減肥團，但一年過去，我體重還是在70公斤上上下下的！（應該改名叫維持胖

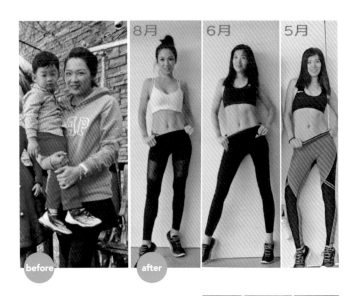

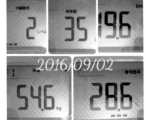

12週美腹課程體況量測紀錄表							學員姓名：Nina 年齡：43 身高比	
	體重(kg)	體脂肪(%)	肌肉量(kg)	內臟脂肪	基礎代謝K		腰/臀圍	體
第1週						1		
第2週	<8.)	36.1	40.8	4.5	155		215 Pb	
3週	5%.1	26.4	42.6↑	4.	1104		1.195	

胖團！）

參加壺鈴課的契機

直到2016年7月初，某天在FB上看到 Linda老師出書的體驗營，我就去買書跟看影片，跟著做運動試試看，每天選簡單的動作持續做，如棒式（從5秒開始XD）、深蹲、tabata（只跳開合跳）、偶爾跑步（只跑3分鐘）！我等了快兩個月（有夠難報名！），才終於上到老師的課，一週上兩堂。實際上課跟自己在家亂做，真的有差，如：動作怎樣才是正確、怎麼訓練肌群、吸吐方式、飲食如何調整；上課過程中，老師、助教都會下來指導糾正學生的姿勢，不然就是戳妳說：「屁股再夾緊一點！」我內心想：老師，我夾很緊了內！XD

單單一週兩堂墊上核心課，不到三個月後，我體重少10公斤，體脂肪降到19%，身型變Fit，其實已經超級滿意！之後，Linda老師愛上壺鈴，竟也大方邀約我一起去考試，我們就一起報名四月底的壺鈴CKC level one！在考試前，Linda老師還租借教室幫大家集訓好多次，在通過考試拿到證照時，真的是無比的開心！（灑花＋轉圈！）那時我墊上核心課才訓練6個月，而壺鈴有8公斤重，硬把自己吃胖到63公斤，心想63公斤去考試比較甩得起來！

接觸壺鈴之後的改變

非常神奇的是，拿到證書後，密集上壺鈴課不到一個月，我反而瘦到57公斤～58公斤！整整甩掉「6」公斤！效果實在太驚人！！！因為甩壺鈴每分鐘可消耗20.2卡，10分鐘就200卡了耶，是有氧與無氧兼具的健身好工具，是一個超棒的全身訓練，對消脂、訓練肌肉，以及提升心肺功能都有很大的效果！之後，我仍跟隨Linda老師去考CKC level two，天吶，更好玩更有趣，好愛GS的Snatch，狠狠甩個10分鐘，晚上躺床立馬秒睡！且身型越來越fit！

去年7月中動了一場手術，因墊上核心＋壺鈴課，在動手術前的肌肉量到42.6 （用tanita八合一量），手術後兩個月不能運動（但可以在家捲腹），我一樣正常飲食，但體重卻直直落到54.6公斤，真是太神奇了！Linda老師的墊上核心課程＋甩壺鈴有氧無氧兼具的課程，著實讓我身型越來越好！所以，能開始上課後，除了墊上核心課程外，繼續上壺鈴課，除了消脂肪快以外，甩壺鈴超帥的說！在Linda美魔女天團上課越久，其實我都已不在意體重那些數據，因為身型會透漏一切，從XL變S號，衣服都重買，好開心！XD

開心吃，開心練，開心瘦

9 號見證者

Mary

年齡：52 歲	運動時間：2 年
腰圍：少 5 吋	臀圍：少 6cm
大腿圍：少 5cm	體脂：少 10%

參加壺鈴課的契機

我叫Mary，我今年52歲！最想改善地方是腹部，參加Linda老師的課程時間已經兩年，我每個禮拜二都從宜蘭坐車來台北上老師週二的早班課，朋友都笑我說：「跑那麼遠幹嘛，在宜蘭運動不就好了？」我跟他們說：「因為跟著Linda老師運動，不必挨餓節食，一樣可以開心地瘦下來！

我每餐都要吃兩碗飯，我都跟Linda老師說我沒辦法忌口！所以老師要我練重一點，初期我每天會折肚子30分鐘，肚皮真的緊很多。記得第一堂課時，我的肚皮鬆得像袋子一樣，我還問老師：「我到底要把它放在褲子的外面，還是塞在裡面？」 我曾經以為這輩子肚子就這樣了，還好有遇到Linda老師，她真的是我的貴人！現在我的肚子

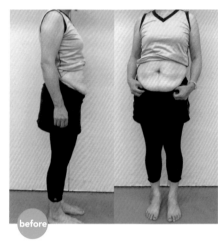
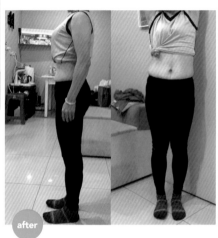

越來越小，褲子的尺寸從L號到現在穿S號。

接觸壺鈴之後的改變

後來，老師開始在進階班教我們壺鈴，我只要今天吃太多高熱量食物，回家就甩10分鐘的Swing，大流汗後再去洗澡，真的覺得好舒服！然後隔天肚子更平坦，壺鈴真的好厲害，有了它我根本不怕多吃，真的可以開心吃、開心練、開心瘦。

感謝Linda老師的教導，讓52歲的我身材好，人更有自信了！我會一直跟隨著老師的步伐，一起運動下去！希望老師的壺鈴書大賣，造福更多瘦不下來的人。

你也能成為
自己心目中的女神！

9 號見證者

Grace

| 運動時間：1 年多 | 腰圍：少 3.5 吋 |
| 臀圍：少 10cm | 體脂：少 14% |

　　在分享心得之前，首先，我要感謝我的運動啓蒙老師Linda，沒有她就沒有今天這個熱愛運動、健康窈窕的我。因為有她，我愛上了運動，突破了許多自己所謂的不可能！

　　Linda老師，謝謝您，有您真好！

參加壺鈴課的契機

　　我是Grace，無意間在FB上瀏覽了老師的影片，瞬間被老師的體態和線條深深吸引，讓這個曾經試過無數方法瘦身的我頓時又燃起了希望，於是當下便決定報名參加天團的課程，再給自己一次機會。

　　2016年10月27日是我的重生日，這一天我超興奮的，因為終於看到了心中的女神，老師上課很生動、很有魅力，深深吸引了我，上

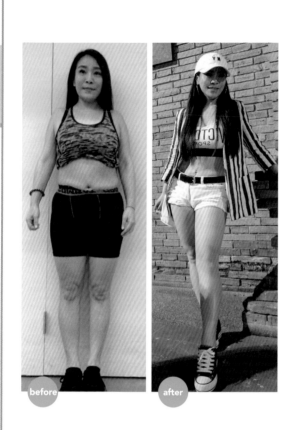

不愛有氧運動的我，靠著有氧兼無氧的壺鈴成功回到年輕時身材。

Linda老師的課是一種享受，頓時，我決定要增課，一週上三堂密集
訊練，回家天天複製老師的動作；當然，飲食上面也有調整，盡量避
免精緻澱粉、糖，以及油炸類，果然效果顯著，體重體脂從一開始的
55.3公斤、36.4%，降至目前49.2公斤、22.6%，腰圍由28吋縮到24.5
吋，臀圍也由37吋降至33吋。

接觸壺鈴之後的改變

　　健康瘦身一定要靠運動和健康的飲食相互搭配，而運動的部分最好是有氧和無氧並行，我不愛跑步，所以壺鈴的盪壺動作剛好能解決我這方面的困擾，天天甩壺6分鐘，體脂狂掉，腿後的線條緊實，臀部圓翹，壺鈴真是個好玩意兒，我愛死它了。當然，壺鈴的功效不止於此，動作百百種，可藉由它訓練全身其他部位的肌耐力，它簡直就是掌上的健身房，很感謝老師努力積極的推廣壺鈴運動，並且以淺顯易懂，幽默風趣的方式教會我們大家，讓我們受惠良多。

　　這一年多來參加天團的課程，除了讓我的體態和體力明顯改變之外，也讓我結交了不少的好朋友，大家一起瘋，一起玩，一起吃，一起開心上課，一起拍照，十分快樂，身心靈都獲得了滿足。當然，更重要的是在老師身上學到了一份「堅持到底，永不放棄」精神，老師是我們的希望和指標，只要緊緊跟隨您的腳步，有一天我們也能成為自己心中的女神！

玩藝65

甩開寬扁胖！48歲的壺鈴爆美力

美魔女教練Linda，教你40招有效瘦腰臀腿術！每天3分鐘，從XL變S號！

作　　者—林慧君
藝人經紀—吉帝斯整合行銷工作室 任月琴(0939-131-404)
人物攝影—子宇影像有限公司
髮型彩妝—翁珮婕
封面設計—萬亞雰
內頁設計—林家琪
主　　編—汪婷婷
責任編輯—程郁庭
責任企劃—塗幸儀

總 編 輯—周湘琦
發 行 人—趙政岷
出 版 者—時報文化出版企業股份有限公司
　　　　　10803台北市和平西路三段240號七樓
　　　　　發行專線／（02）2306-6842
　　　　　讀者服務專線／0800-231-705、（02）2304-7103
　　　　　讀者服務傳真／（02）2304-6858
　　　　　郵撥／1934-4724時報文化出版公司
　　　　　信箱／台北郵政79～99信箱
時報悅讀網—www.readingtimes.com.tw
電子郵件信箱—books@readingtimes.com.tw
流行生活線臉書—https://www.facebook.com/ctgraphics
法律顧問—理律法律事務所 陳長文律師、李念祖律師
印　　刷—詠豐印刷有限公司
初版一刷—2018年3月23日
定　　價—新台幣390元

（缺頁或破損的書，請寄回更換）

特別感謝：

Atorregepure
雅朵麗
肌理養護專家

甩開寬扁胖！48歲的壺鈴爆美力：美魔女教練
Linda，教你40招有效瘦腰臀腿術！每天3分鐘，
從XL變S號！／林慧君著. -- 初版. -- 臺北市：時報文
化, 2018.03　面；　公分. --（玩藝）
ISBN 978-957-13-7331-7(平裝)
1.運動健康 2.健身操 3.塑身
411.711　　　　　　　　　　　　　　　107001975

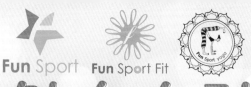

健身女孩 進行曲

天天打造最FIT的自己!

溫和小前奏

勁舞主題曲

纖美緊實曲

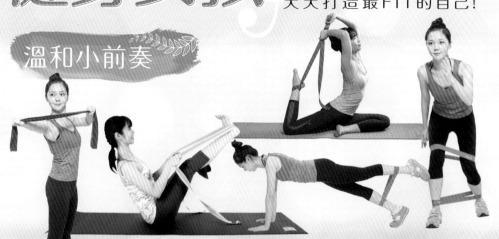
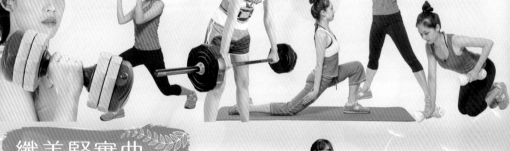
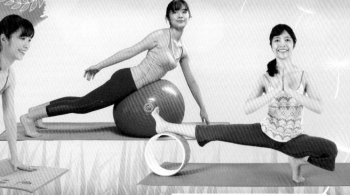

MARS
POWER 戰神乳清
100% WHEY PROTEIN

★ 多元營養 ★ 多種口味
★ 獨立包裝 ★ 純粹乳清

Linda老師強力推薦!!!

MARS 戰神乳清

① 什麼是乳清?

乳清是極度珍貴的優質蛋白質,牛奶中含量僅有0.7%。透過科技萃取,除去不需要的熱量與負擔,只給消費者純粹的營養,這就是乳清蛋白

② 誰適合乳清蛋白?為什麼需要乳清?

乳清蛋白含有高濃度、純粹的營養,特別適合需要補充蛋白質與維持體態的消費者。每次的運動都是肌肉的破壞與再生,乳清蛋白能夠修復肌肉,讓每次的運動加倍有成效。長期健身的消費者能夠過乳清迅速吸收流失的蛋白質,運動不規律的消費者可以利用乳清強化每次運動效果,想維持體態的消費者可以透過乳清留住每一塊肌肉

③ 為什麼非MARS乳清不可?

Mars乳清 讓我穿比基尼更好看

獨立包裝　衛生、方便,營養不流失

台灣氣候潮濕,桶裝乳清容易受潮,流失營養。MARS乳清特別採獨立包裝,有效阻隔空氣與溼氣,讓每次飲用都能喝到完整營養。獨立包裝攜帶方便,帶著就走,無論在何處運動,都能在鍛鍊後立刻補充營養,讓運動事半功倍

精選乳源　純粹乳清

MARS乳清來源自美國草飼牛牛奶。草飼牛飲食單純,生活自然,乳源不只營養,還更單純,降低對乳製品感到不適的機率。MARS乳清營養只來自草飼牛乳清,且產線單一,絕不混雜大豆蛋白,消費者可以安心飲用。MARS不給消費者過敏,只給消費者最高端的營養

多元營養　完整吸收

高達九成的亞洲人對乳製品都有不適的問題,許多台灣消費者用了國外乳清便會嚴重腹瀉。除了對身體造成負擔還會讓花錢買來的營養白白流失。MARS乳清除了純粹的乳清,還特別與營養師合作,打造適合亞洲人的乳清。添加綜合礦物質、維生素外,還特別添加木瓜酵素,除了幫助吸收,也能降低腸胃不適。讓每一口營養,都會充分轉換成一分肌肉。只有MARS乳清,才是真正為台灣消費者設計的乳清

口味多元　天然不甜澀

乳清以牛奶提煉,多有股腥臭。許多廠商以香料、糖調味,使得口感甜膩噁心。MARS乳清特別提供多樣口味,讓各式消費者得以輕鬆入口。香甜可口的乳清MARS除了輕鬆補充養分,還能成為鍛鍊後的獎勵

甩開寬扁胖！48歲的壺鈴爆美力

美魔女教練Linda，教你40招有效瘦腰臀腿術！每天3分鐘，從XL變S號！

跟著 Linda 老師甩掉肥肉，
還可以獲得好禮！真是一「舉」數得！

只要你填寫完整資料，將回函寄回時報出版，就有機會抽到：

Linda 老師提供

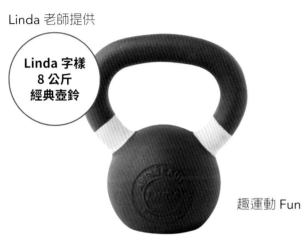

Linda 字樣
8 公斤
經典壺鈴

趣運動 Fun Sport 提供

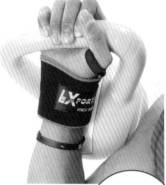

LEXPORTS
HYPER 壺鈴健
身護腕帶
（纏繞式）

活動時間：
即日起至 2018/4/30 前（以郵戳為憑）
得獎公佈：2018/5/4 於「Linda 美魔女粉絲團」及「時報出版流行生活線」粉絲團公佈得獎者，
並由專人聯絡。

獎品：
(1)Linda 字樣 8 公斤經典壺鈴 **10** 顆
(2) 趣運動 Fun Sport 提供 LEXPORTS HYPER 壺鈴健身護腕帶（纏繞式）**10** 個

讀者資料

（請務必完整
填寫，以便通
知得獎者）

姓名：　　　　　　　　　　　□先生 □小姐

年齡：　　　　　　　　　職業：

聯絡電話：（H）　　　　　　　（M）

地址：

E-mail：　　　　　　　　　（請務必完整填寫、字跡工整）

注意事項：
• 請撕下本回函（正本，不得影印），填寫個人資料（凡憑正本回函可無限制投遞）並請黏封好寄回時報文化。
• 本公司保有活動辦法變更之權利。
• 若有其他疑問，請洽專線：(02)2306-6600#8228 塗小姐。

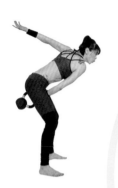

甩開寬扁胖！
48歲的
壺鈴
爆美力

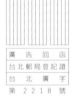

請對折後直接投入郵筒，請不要使用釘書機。

時報文化出版股份有限公司

108 台北市萬華區和平西路三段240號2樓

第三編輯部

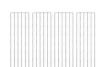

請延此線剪下